ANATOMIA
DO BASQUETE

ANATOMIA DO BASQUETE

Guia ilustrado para otimizar o desempenho
e prevenir lesões

Brian Cole, MD
NBA Team Physician of the Year

Rob Panariello, CSCS
USA Strength and Conditioning Hall of Fame

Manole

Título original em inglês: *Basketball Anatomy*
Copyright © 2016 by Brian Cole and Professional Physical Therapy, P.C.
Publicado mediante acordo com Human Kinetics, EUA.

Este livro contempla as regras do Acordo Ortográfico da Língua Portuguesa.

Editora-gestora: Sônia Midori Fujiyoshi
Editora de traduções: Denise Yumi Chinem

Tradução: Paulo Laino Cândido
          Professor Adjunto da Disciplina de Anatomia da Universidade de Santo Amaro (Unisa)
          Professor Adjunto da Disciplina de Anatomia do curso de Medicina das Faculdades Santa Marcelina
          Mestre em Ciências Morfofuncionais pela Universidade de São Paulo (USP)

Revisão: Depto editorial da Editora Manole
Diagramação: Elisabeth M. Fucuda
Ilustrações: Jennifer Gibas e Lachina Publishing Services, Inc.
Adaptação da capa para a edição brasileira: Depto de arte da Editora Manole

Dados Internacionais de Catalogação na Publicação (CIP)
(Câmara Brasileira do Livro, SP, Brasil)

Cole, Brian
    Anatomia do basquete : guia ilustrado para otimizar o desempenho e prevenir lesões / Brian Cole, Rob Panariello ; [tradução Paulo Laino Cândido]. -- Barueri : Editora Manole, 2017.

    Título original: Basketball Anatomy
    Bibliografia
    ISBN: 978-85-204-5098-7

    1. Aptidão física 2. Basquetebol - Aspectos fisiológicos 3. Basquetebol - Treinamento 4. Educação física e treinamento 5. Lesões de basquete I. Panariello, Rob. II. Título.

17-03441   CDD-796.323

Índices para catálogo sistemático:
1. Anatomia do basquete : Táticas e técnicas 796.323

Todos os direitos reservados.
Nenhuma parte deste livro poderá ser reproduzida, por qualquer processo, sem a permissão expressa dos editores.
É proibida a reprodução por xerox.
A Editora Manole é filiada à ABDR – Associação Brasileira de Direitos Reprográficos

1ª edição brasileira – 2017

Direitos em língua portuguesa adquiridos pela:
Editora Manole Ltda.
Av. Ceci, 672 – Tamboré
06460-120 Barueri – SP – Brasil
Fone: (11) 4196-6000
www.manole.com.br
info@manole.com.br

Impresso no Brasil
Printed in Brazil

À minha família que tanto me apoia. Juntos, vocês vivenciaram comigo mais de uma década de apoio médico com a organização do Chicago Bulls. Assisti a centenas de jogos com minha esposa, Emily, e nossos filhos, Ethan, Adam e Ava. Sou grato por ter o privilégio de sempre ser um estudante e de promover o equilíbrio às nossas vidas plenas.

Brian Cole

À minha esposa, Dora, e nossas filhas, Lauren e Sara. Obrigado pelo seu amor e apoio ao longo dos anos. Vocês são rosas do buquê da vida.

Rob Panariello

SUMÁRIO

Prefácio VIII

Introdução IX

Agradecimentos X

Sobre os autores XI

1 O JOGADOR DE BASQUETE EM MOVIMENTO 1

2 MEMBROS INFERIORES: ONDE O JOGO COMEÇA 7

3 REGIÃO LOMBAR E *CORE*: O CENTRO DE ESTABILIDADE 31

4 FORÇA E POTÊNCIA NA PARTE SUPERIOR DO CORPO: EXERCÍCIOS DE TRAÇÃO 51

5 FORÇA E POTÊNCIA NA PARTE SUPERIOR DO CORPO: EXERCÍCIOS DE EMPUXO 71

6 TREINAMENTO EXPLOSIVO COM PESOS
PARA JOGAR ACIMA DA CESTA — 89

7 EXERCÍCIOS PLIOMÉTRICOS PARA UM PRIMEIRO
PASSO MAIS RÁPIDO E REAÇÃO NO JOGO — 105

8 REABILITAÇÃO PARA RETORNAR AO JOGO EM
CONDIÇÕES IDEAIS — 127

9 PREVENÇÃO DE LESÕES PARA EVITAR A RESERVA — 163

10 JUNTANDO TUDO — 187

Bibliografia 192

Índice de exercícios 193

PREFÁCIO
Por Derrick Rose, jogador da NBA

Antes de tudo, gostaria de afirmar que é uma honra ter sido convidado para prefaciar esta obra de referência, idealizada pelo Dr. Cole e Rob Panariello. Acredito realmente que o conteúdo deste livro impactou muito para que eu chegasse onde estou em minha carreira. Também estou certo de que terá grande influência na carreira de jogadores, técnicos e treinadores.

O basquete sempre foi uma parte importante de minha vida. Cresci em Chicago, e o basquete foi a maneira que encontrei de evitar as ruas e as influências negativas que determinado estilo de vida pode ter nos jovens. Devo muito a meus irmãos por terem me ensinado a jogar basquete quando eu era bem novo e por perceberem que eu tinha potencial para ter sucesso nos campeonatos escolares. Durante o ensino médio na Simeon Academy, tive a felicidade de vivenciar um sucesso maior do que o esperado. O trabalho duro e a dedicação diária ajudaram-me a atrair a atenção dos programas de basquete das melhores universidades dos Estados Unidos, o que finalmente me levou à Universidade de Memphis, onde tive a oportunidade de disputar um campeonato nacional organizado pela NCAA (National Collegiate Athletic Association). A sorte continuou a me acompanhar na medida em que, ao ser indicado para o *draft* da NBA em 2008, fui o primeiro escolhido no ranking geral pelo time de minha cidade natal, o Chicago Bulls, e obtive sucesso imediato nos primeiros anos de carreira.

Então, por que estou lhe contando tudo isso? Acredite, não estou usando isso para vangloriar-me pelas distinções pessoais. Tudo estava indo bem até meu primeiro grande revés – uma lesão grave no joelho. Em 2012, durante o primeiro jogo dos *playoffs* da NBA, sofri ruptura do ligamento cruzado anterior. O momento não poderia ter sido pior, pois não tive tempo suficiente para me recuperar antes da temporada seguinte; em outras palavras, tive que suportar a dor da lesão e também assistir meus companheiros de time competirem sem mim. Ao retornar no início da temporada 2013-14, finalmente comecei a voltar à forma para jogar e a sentir novamente confortável. Foi então que, em 22 de novembro, o improvável aconteceu e mais uma vez sofri uma lesão em fim de temporada. Dessa vez, uma lesão de menisco no outro joelho. Toda uma carreira sem ter sofrido qualquer lesão importante e então eu já havia sofrido duas em um período de três anos.

No entanto, ao sofrer essas lesões e passar algum tempo afastado do esporte, tive muita sorte de estar sob os cuidados do Dr. Brian Cole e sua equipe. Ele conhece muito bem o jogo e suas demandas impostas ao corpo. A expertise do Dr. Cole me ajudou na recuperação das duas lesões devastadoras, e agora estou pronto para voltar mais forte do que nunca. Os exercícios que ele e Rob Panariello incluíram neste livro são fundamentais para preparar seu corpo para ações específicas do basquete. Até incluíram informações sobre como se dá a recuperação após lesões como as que eu sofri. Você aprenderá como ser um jogador melhor, mais forte, mais saudável e como evitar lesões comuns no jogo. O ponto principal é que quando se trata de treinar jogadores de basquete, mantê-los saudáveis ou ajudá-los a recuperarem-se de lesões, não há melhores profissionais que Dr. Cole e Rob Panariello. Ao utilizar esta obra, você aprenderá os mesmos exercícios que os jogadores da NBA praticam diariamente a fim de mantê-lo no jogo e não no banco, e aprenderá também como cada exercício se relaciona diretamente aos movimentos do basquete. Nunca vi um livro que coloca o leitor dentro do jogo e mostra o porquê do treino – o valor, o benefício e os resultados. É minha obra de consulta favorita e uma necessidade para qualquer jogador, treinador e fã!

INTRODUÇÃO

Dr. Naismith, o criador do jogo de arremesso de bolas em cestos de colheita de pêssegos, jamais imaginaria que seu jogo evoluiria de forma tão dramática. Embora o basquete tenha mudado no último século, o espírito e os princípios permanecem os mesmos.

O esporte é mais popular agora do que em outros tempos, da prática recreativa até o nível profissional. Todo mês de março, os fãs americanos assistem à coroação de um novo campeão nacional universitário. No final da primavera nos EUA, todos os olhares estão voltados para os melhores jogadores de basquete ao ser nomeado um novo campeão da NBA.

O jogo de basquete requer diversas qualidades físicas para um êxito consistente. Força, potência e flexibilidade proporcionam ao jogador a capacidade de demonstrar o seu melhor. À medida que você dedica mais tempo e esforço ao esporte, seu desempenho melhorará, assim como a capacidade de prevenir e lidar com lesões e, se necessário, reabilitar-se após sofrê-las.

O Capítulo 1 apresenta as qualidades físicas necessárias para jogar basquete e a correlação entre elas e o desempenho máximo. Os Capítulos 2 a 7 contêm exercícios detalhados com ilustrações anatômicas coloridas que ajudam a construir habilidades, tais como adquirir um posicionamento seguro, melhorar a experiência no salto, conseguir um primeiro passo mais rápido e aumentar a aceleração. O Capítulo 8 aborda a reabilitação de entorse de tornozelo, tendinite de joelho e patologia de ombro. O Capítulo 9 descreve os métodos para prevenir lesões de LCA e ombro e o Capítulo 10, o melhor planejamento de programas de treinamento. Esse método sistemático o ajudará a prevenir lesões decorrentes do excesso de treinamento (*overtraining*) e de uso (*overuse*) que muitas vezes decorrem de fadiga excessiva durante o treino de musculação (as cores a seguir permitem distinguir músculos primários e secundários nas imagens).

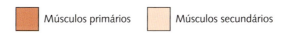

A motivação por trás da prática do basquete pode vir da simples busca por diversão, de satisfazer a sede de competição, obter uma bolsa de estudos e até mesmo tornar-se profissional. *Anatomia do Basquete* contém os fundamentos que têm levado muitos jogadores ao sucesso ao longo dos anos, baseados em literatura respeitada e em conhecimentos empíricos. Ao compartilhar essas informações, esperamos que você aprimore suas capacidades físicas e alcance um desempenho e uma carreira consistentes.

AGRADECIMENTOS

Somos gratos aos seguintes colegas por sua dedicação e trabalho intensos em prol do *Anatomia do Basquete*:

Timothy J. Stump, MS, PT, CSCS, é fisioterapeuta especialista em treinamento de força e condicionamento físico certificado pela NSCA (National Strength and Conditioning Association). É mestre em fisiologia do exercício e habilitado em *club coach* e *coach* de desempenho esportivo pela USA Weightlifting. Em 1992, Tim começou sua carreira de fisioterapeuta no *Hospital for Special Surgery* e, em 2000, firmou parceria com Rob Panariello como sócio na clínica particular *Professional Orthopedic and Sports Physical Therapy*.

Dean Maddalone, PTA, CSCS, é especialista em treinamento de força e condicionamento físico certificado pela NSCA, *coach* de levantamento de peso pela USA Weightlifting, assim como fisioterapeuta assistente licenciado do Estado de Nova York. Atualmente é diretor de desempenho atlético na *Professional Athletic Performance Center* em Garden City, Nova York. Dean atua há mais de 20 anos em ambulatórios de medicina esportiva, onde foca em desempenho e reabilitação. Atende muitos jogadores de basquete e beisebol de todos os níveis – ensino médio, universitários e profissionais.

Jessica Paparella, DPT, PT, é fisioterapeuta e diretora clínica da *Professional Orthopedic and Sports Physical Therapy* em Garden City, Nova York. Em 2009, concluiu a pós-graduação em fisioterapia pela Universidade de Stony Brook. Ex-jogadora universitária de softbol, tem especial interesse na área de fisioterapia esportiva e condutas em concussão cerebral, e também está envolvida na assistência a atletas em todos os níveis de competição, incluindo a NHL (National Hockey League) e a MLB (Major League Baseball).

SOBRE OS AUTORES

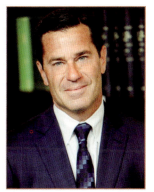

Brian Cole, MD, MBA, é professor do departamento de ortopedia e associado ao departamento de anatomia e biologia celular no Centro Médico da Rush University em Chicago. Em 2011, foi nomeado chefe da cirurgia no *Rush Oak Park Hospital*. É chefe de setor no Centro de Pesquisa e Recuperação de Cartilagens da Rush University, um programa multidisciplinar especializado no tratamento de artrite em pacientes jovens ativos. Dr. Cole também é chefe do programa de mestrado em ortopedia, além de orientar residentes e colegas em pesquisa na área de medicina do esporte. É palestrante em âmbitos nacional e internacional. Por intermédio de seus estudos científicos, desenvolveu diversas técnicas inovadoras para o tratamento de condições clínicas do ombro, do cotovelo e do joelho. Publicou mais de mil artigos, além de cinco livros didáticos que são referência em ortopedia.

Dr. Cole é eleito um dos melhores médicos dos Estados Unidos todos os anos desde 2004, e está entre os melhores de Chicago desde 2003. Em 2006, foi destaque no *"Chicago's Top Doctor"* e foi capa da *Chicago Magazine*. Em 2009, Dr. Cole recebeu o prêmio *NBA Team Physician of the Year* (médico do ano). Em 2013, a *Orthopedics This Week* publicou que "Dr. Cole foi escolhido por seus colegas como um dos dezenove maiores especialistas em medicina do esporte nos Estados Unidos". Ele é médico do Chicago Bulls, médico colaborador do Chicago White Sox, da equipe da Major League Baseball e da DePaul University em Chicago.

Dr. Brian J. Cole é membro da Midwest Orthopedics da Rush University, líder regional em serviços ortopédicos. Em 2015, foi agraciado com o prêmio Educador Clínico Lynn Wallace pela Seção de Fisioterapia do Esporte da American Physical Therapy Association.

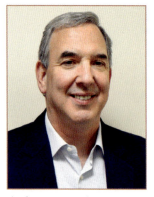 **Rob Panariello, MS, PT, ATC, CSCS,** é graduado pela Ithaca College em fisioterapia e em educação física e treinamento atlético. Também é mestre em fisiologia do exercício pela Queens College. É fisioterapeuta, treinador esportivo certificado pela NATA (National Athletic Trainers' Association) e especialista em força e condicionamento certificado pela NSCA (National Strength and Conditioning Association). Panariello possui mais de trinta anos de experiência em treinamento atlético, reabilitação nos esportes e desempenho de atletas.

Estudou ciência da força e condicionamento nas antigas Alemanha Oriental e União Soviética e também na Bulgária. Sua experiência inclui dez anos (1986-1995) como técnico principal de força e condicionamento na St. John's University, na equipe New York/New Jersey Knights da World League of American Football (1991) e na equipe New York Power da WUSA Women's Professional Soccer League, (2001-2002). Além disso, atua como consultor para várias equipes e treinadores de força universitários, da NFL e da NBA.

Panariello adquiriu renome no âmbito da medicina esportiva, reabilitação e força e condicionamento. Profere palestras pelos EUA sobre esses tópicos e possui mais de sessenta publicações revisadas por pares. Em 1998, foi agraciado com o prestigioso prêmio National Strength and Conditioning Association President's Award e está no Hall da Fama dos treinadores de força e condicionamento dos Estados Unidos.

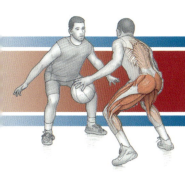

CAPÍTULO 1
O JOGADOR DE BASQUETE EM MOVIMENTO

A atuação no basquete, como em qualquer outro desafio atlético, exige que os jogadores aperfeiçoem suas qualidades físicas a fim de assegurar que o empenho atlético máximo se repita ao longo do tempo. Jogadores de basquete devem ser capazes de correr, saltar, acelerar, desacelerar e mudar de direção. A tendência geral para o sucesso dessas atividades físicas é ser eficaz desde o início; em outras palavras, você deve empregar níveis máximos de força contra o solo no tempo mais curto. A terceira lei de Newton sobre movimento postula que para cada ação há uma reação de mesma intensidade e em sentido oposto. Portanto, quanto mais força você aplicar ao solo, maior será a força de reação para impulsioná-lo. Atletas de elite são aqueles que aplicam a maior quantidade de força ao solo em menor tempo. Para melhorar sua capacidade de aplicar rapidamente altos níveis de força ao solo, você deve aumentar as qualidades físicas específicas em uma determinada sequência.

Habilidade *versus* capacidade atlética

Ao discutir o aumento do desempenho atlético, muitas vezes há confusão ao diferenciar o nível de capacidade atlética de habilidade. Quando se discute o processo de treinamento físico, *coaches* e atletas precisam estar familiarizados com essas diferenças.

Uma habilidade específica para o basquete é o arremesso com salto (*jump shot*), arma ofensiva importante e fator crucial de pontuação durante um jogo. Um exemplo de capacidade atlética é a aptidão para saltar alto. Embora a habilidade de arremessar com salto e a capacidade de saltar alto estejam correlacionadas, também são diferentes. Você pode treinar para melhorar seu salto vertical, mas isso não lhe garante melhorar a precisão dos arremessos com salto. Para tornar-se melhor no arremesso com salto, você deve praticar essa habilidade. A capacidade atlética de saltar alto pode ajudá-lo a evitar o bloqueio pela mão de um adversário, mas sua competência em arremessar com salto melhorará apenas com a prática dessa habilidade.

Ao treinar para melhorar as qualidades físicas necessárias ao basquete, você trabalha para aumentar a capacidade atlética. A prática e o jogo de basquete melhoram de fato as habilidades para esse esporte. Ao longo do tempo, a prática repetitiva das habilidades para o basquete promove desenvolvimento físico.

Qualidades físicas dos jogadores de basquete

As qualidades físicas necessárias para altos níveis de desempenho atlético, independentemente do esporte, são: força, potência (força explosiva), força elástica (reativa) e velocidade. A evolução máxima de cada qualidade física depende do desenvolvimento ideal da qualidade física precedente. A hierarquia do desenvolvimento atlético (Fig. 1.1) foi estabelecida pelo ex-*coach* em força e condicionamento Al Vermeil, do San Francisco 49ers e Chicago Bulls, nomeado para o Hall da Fama.

Adaptação física e treinamento

Um componente do programa de treinamento atlético é o emprego de níveis adequados de estresse, que são decisivos para a adaptação (aprimoramento). Essa adaptação corporal é vital para o desenvolvimento de diversas qualidades físicas durante o preparo para uma competição.

O modelo fundamental de treinamento, assim como o processo de adaptação subsequente, é derivado da síndrome de adaptação geral (SAG), descrita pela primeira vez em 1936 por Hans Selye, que a aprimorou em 1965. O conceito de modelo fundamental também é conhecido na literatura como ciclo de supercompensação. Esse modelo de resposta ao estresse (Fig. 1.2) é iniciado com uma fase de alarme que corresponde ao estímulo de treinamento (aplicação de estresse) e resulta em desregulação da homeostase corporal. Na fase de resistência, o corpo responde ao estímulo recuperando-se e regenerando-se enquanto induz o retorno aos níveis homeostáticos basais. A fase de resistência é seguida por um período de supercompensação, em que o corpo se adapta ao estímulo inicial e recupera-se além dos níveis homeostáticos basais anteriores a fim de controlar melhor o impacto do estresse inicial que será novamente aplicado.

Segue a fase de exaustão (destreinamento) com redução abaixo dos níveis homeostáticos basais em decorrência do emprego incorreto de um estímulo estressante – muito em pouco tempo – ou nível inadequado do estresse aplicado. É útil familiarizar-se com a síndrome de adaptação geral de Selye (veja sua obra, *The Stress of Life*, 1956).

Ao considerar o modelo SAG, é fácil notar a necessidade do estresse não habitual – intensidades de carga, alturas de saltos, velocidades de corrida – de modo que você possa se adaptar e melhorar as qualidades físicas. De acordo com esses princípios, presume-se que há necessidade

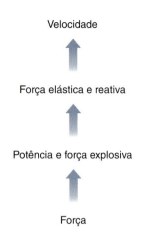

Figura 1.1 Hierarquia do desenvolvimento atlético.
Modificada de uma ilustração criada por Al Vermeil. Usada com permissão.

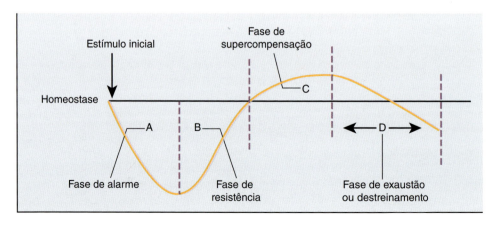

Figura 1.2 Síndrome de adaptação geral.

de certo nível de estresse para romper sua homeostase a fim de que ocorra uma adaptação (efeito de treinamento). Se o nível de estresse aplicado durante o treinamento for muito baixo, ocorrerá pouca ou nenhuma adaptação física e, por consequência, perda de tempo de treinamento valioso. Por esse motivo, você deve ser avaliado com base em seus déficits físicos, necessidades físicas e metas, de modo que possa planejar e implementar um programa de treinamento físico apropriado.

Força

Na hierarquia do desenvolvimento atlético de Al Vermeil (Fig. 1.1), a força é a qualidade da qual todas as outras se originam. Quando os níveis de capacidade atlética e habilidade de dois jogadores adversários são os mesmos, o atleta mais forte geralmente prevalece.

A força é a capacidade de um músculo produzir tensão máxima, gerada quando você incorpora níveis progressivamente mais altos de intensidade de exercício (carga a ser levantada). Uma vez que níveis mais altos de intensidade de exercício exigem mais do corpo, um fator especial do treinamento de força é que não há tempo mínimo para completar o exercício. Cargas mais pesadas são levantadas em velocidades menores; o desempenho do exercício com maior velocidade ocorre ao se incorporar cargas mais leves. Os exercícios geralmente usados para aumentar a qualidade física da força são discutidos nos Capítulos 2 a 5.

Em relação ao desempenho no basquete, a qualidade de força é importante para o desenvolvimento dos tecidos moles do corpo (músculo, ligamento e tendão), como afirmado na lei de Davis, e também para as estruturas ósseas do corpo (ossos), tal como consta na lei de Wolff. A melhora de qualidade dessas estruturas anatômicas é importante para o desempenho no basquete porque o aumento da força desenvolvida por um músculo ou grupo muscular resultará em maior aplicação de força ao solo. Isso melhorará sua capacidade de acelerar, correr rápido e saltar alto. Tecidos moles e ossos mais fortes também ajudam a desacelerar e mudar de direção, assim como a prevenir lesões durante o treino e a competição.

Maiores níveis de força também resultam em melhores níveis de rigidez muscular e articular. Essa melhora não deve ser confundida com perda de movimento nas articulações do corpo ou perda de flexibilidade. É necessária certa quantia de rigidez muscular e articular para manter a postura ideal durante a corrida, salto e outras atividades do basquete. Por exemplo, ao aterrissar de um rebote ofensivo e saltar logo em seguida para arremessar novamente a bola, você não quer que seu corpo praticamente desabe. Quanto maior a flexão de tornozelos, joelhos, quadris e tronco ao aterrissar, mais tempo você permanecerá no solo, e, assim permitirá que a defesa se recupere antes de outro arremesso. Altos níveis de rigidez muscular e articular reduzem a quantidade de flexão de uma articulação e inclinação ao aterrissar, resultando em menor permanência e maior força aplicada no solo, e um salto mais alto ao arremessar novamente a bola.

Potência e força explosiva

O basquete é um jogo de saltos, aceleração, desaceleração e agilidade. Todos esses movimentos requerem velocidades rápidas. Ao mover-se de modo lento, você não terá sucesso durante a competição.

Enquanto a qualidade de força física é a base para o desempenho atlético, as intensidades maiores de exercício que ocorrem no treinamento de força incluem movimentos mais lentos. Embora o desenvolvimento de força não tenha limite de tempo durante o desempenho do exercício, a potência e a força explosiva envolvem um período de tempo para concluí-lo. Potência e força explosiva implicam na capacidade de utilizar rapidamente a força disponível (força muscular) à medida que esses exercícios são realizados com velocidades maiores. Esses exercícios dependem, sobretudo, da taxa de desenvolvimento de força (TDF) dos músculos.

A TDF determina o total de força que pode ser gerada por um músculo em um período muito curto. Durante uma competição esportiva, o tempo disponível para que essa força se manifeste é bastante curto, geralmente de 200 a 300 milissegundos. Pense em um jogador de basquete que supera seu adversário no primeiro passo do drible em direção à cesta ou aquele que executa um salto vertical alto. Os músculos desses atletas contraem-se em velocidades lentas ou rápidas? Na comparação entre dois atletas da Figura 1.3, o tempo é um fator que influencia a capacidade de produzir força muscular. O atleta A (linha vermelha) é mais forte que o atleta B (linha amarela), mais explosivo. Apesar de o atleta mais explosivo (linha vermelha) produzir mais força muscular ao longo do tempo (500 ms), ele também gera menos força em um período mais curto (linha tracejada em 200 ms).O treinamento de força estabelece a fase e contribui para o aumento inicial da TDF, mas outros métodos comprovados aumentam a potência. Esses métodos de treinamento são discutidos nos Capítulos 6 e 7.

Força elástica e reativa

O pré-alongamento de um tendão antes de realizar uma atividade esportiva resulta em contração muscular concêntrica (encurtamento) potente e explosiva. Por exemplo, posicione a mão direita sobre uma mesa com a palma voltada para baixo. Levante ativamente o indicador o máximo possível e em seguida use-o para golpear a superfície da mesa o mais forte que puder. Repita a tarefa e utilize o indicador da mão esquerda para puxar e levantar o indicador direito o máximo possível, de forma segura para não se machucar. Solte o indicador direito e golpeie a superfície da mesa o mais forte que puder. Notou a diferença no som da força do impacto? A diferença entre esses dois esforços ativos é que, no segundo caso, os tendões e músculos do indicador direito foram pré-alongados antes que ele golpeasse a superfície da mesa, resultando em um impacto mais potente. A adoção de uma posição pré-alongada de músculos e tendões antes de executar uma contração muscular concêntrica resulta em contração mais potente. Essa

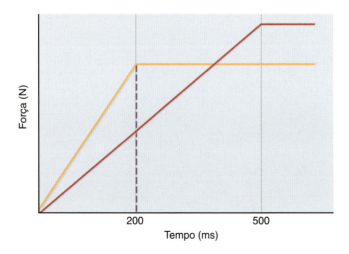

Figura 1.3 Comparação da taxa de desenvolvimento de força em dois atletas.

é a razão pela qual os atletas assumem posição de pré-alongamento antes de executar uma habilidade atlética. De modo rápido e breve, eles agacham antes de saltar, executam um semigiro antes de arremessar e levantam a perna para trás antes de chutar um objeto.

Esse fenômeno de pré-alongamento deve-se ao ciclo alongamento-encurtamento (CAE) de músculos e tendões. O CAE representa uma contração muscular excêntrica (alongamento) antes de iniciar uma contração muscular concêntrica (encurtamento). CAE é sinônimo do termo *pliometria* e é discutido em detalhes no Capítulo 7.

Velocidade

Em relação a atletas, a velocidade geralmente é discutida em termos de valores máximos, demonstrados por um velocista olímpico dos 100 metros ou um jogador de futebol americano que corre pelo campo. Esses atletas atuam em campos enormes (ao contrário de uma quadra de basquete que possui 28 m por 15 m) de modo que são capazes de atingir suas velocidades máximas. Em virtude da área limitada da quadra e do confronto com um adversário de defesa, a velocidade é uma qualidade física que muitas vezes não se manifesta no jogo de basquete e, portanto, não é destacada neste livro.

Conclusão

Além das qualidades físicas descritas neste capítulo, a sequência do desenvolvimento de cada uma delas também é importante para o desempenho ideal no basquete. As diretrizes de treinamento para o basquete são discutidas no Capítulo 10. O treinamento adequado o ajudará a prevenir lesões, mas ocasionalmente algumas ocorrerão. O Capítulo 8 aborda a reabilitação de lesões e o retorno ao jogo; e o Capítulo 9 abrange a prevenção de lesões.

CAPÍTULO 2

MEMBROS INFERIORES: ONDE O JOGO COMEÇA

Grande parte do esforço atlético, senão todo, inicia-se com a aplicação de forças contra o solo para impulsão, e o jogo de basquete não é diferente. Os atletas da elite mundial são aqueles que aplicam a maior quantidade de força contra o solo no menor período de tempo. A força dos membros inferiores é um componente físico crucial para que, em decorrência de sua aplicação, se obtenha o melhor desempenho (Fig. 2.1). Ela também é importante para o restabelecimento após a força inicial produzida em situações como a aterrissagem depois de um salto vertical alto ou a desaceleração antes de um corte. Você deve correr, saltar, acelerar, desacelerar e cortar em alta velocidade, pois esses movimentos são iniciados pelos membros inferiores e dependem de sua força. Os membros inferiores são considerados a base a partir da qual se desenvolvem todas as habilidades do basquete, portanto perceba como a força desses membros é importante para o esporte.

Na análise da hierarquia do desenvolvimento atlético de Al Vermeil, a força é o fundamento a partir do qual todas as outras qualidades físicas se desenvolvem. Quando se refere ao desenvolvimento de força em jogadores de basquete, lembre-se de que não estamos falando de níveis de força de halterofilistas ou fisiculturistas, pois esses atletas desenvolvem força com objetivos específicos para competição. Ao treinar para o basquete, sua finalidade não é tornar-se um halterofilista; é utilizar os exercícios do treinamento de força para acentuar as qualidades físicas com o objetivo de melhorar a destreza atlética e o desempenho.

A força é essencial para a função muscular, a hipertrofia e o rendimento muscular, assim como para o aumento da densidade óssea e a estabilidade tendínea e ligamentar. Essas estruturas anatômicas devem resistir às demandas físicas que ocorrem durante o jogo de basquete. O aumento da resistência dos tecidos moles e das estruturas ósseas dos membros inferiores reforçará sua "armadura" e ajudará a prevenir lesões. No basquete, as lesões mais comuns dos membros inferiores acometem os tecidos moles (músculos, tendões e ligamentos) e as articulações. É preciso gerar grandes forças para correr, saltar e cortar, assim como para retomar uma posição prévia. Em outras palavras, você deve gerar forças contrárias àquelas produzidas para propulsão do corpo, a fim de desacelerar antes de mudar de direção ou de aterrissar com segurança após um salto vertical alto. Se você não conseguir reduzir essas forças intensas, é provável que ocorra uma lesão. Durante o jogo, as forças geradas e de frenagem repetem-se por longos períodos.

Músculos e tecidos moles fracos fatigam-se com facilidade e, em decorrência disso, eventualmente podem tornar-se mais dependentes de estruturas articulares para auxiliar na absorção de forças de alta energia. Embora as articulações sejam capazes de absorver algumas forças geradas no basquete, elas não são aparelhadas para assimilar repetidamente a maioria dessas forças intensas ao longo do tempo. Em consequência disso, ocorrem as lesões. Os jogadores lesionados precisam de um período de recuperação, durante o qual eles não devem participar

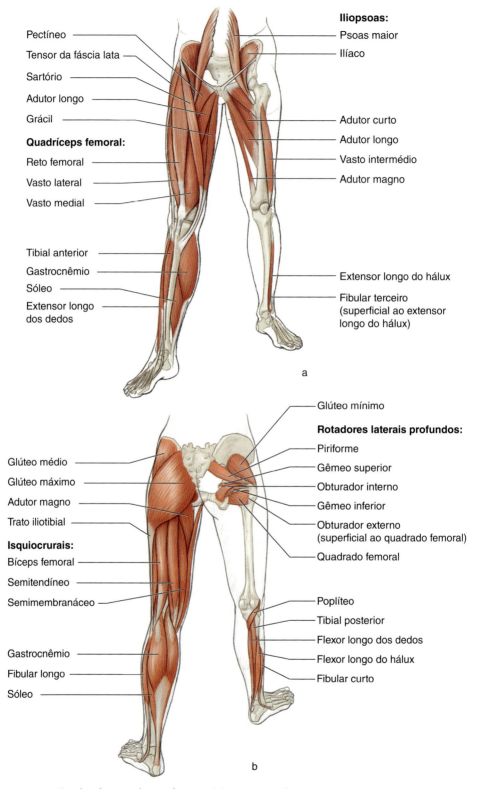

Figura 2.1 Músculos dos membros inferiores: *(a)* anteriores; *(b)* posteriores.

dos jogos. O fortalecimento dos músculos dos membros inferiores não somente ajudará a aumentar as capacidades atléticas, mas também lhe permitirá demonstrar repetidamente tais capacidades ao longo do tempo e resistir às lesões. A fim de assegurar-lhe uma técnica adequada, realize os exercícios de força descritos neste capítulo com pesos leves antes de aumentar a carga.

A seguir, estão listados os exercícios de força descritos neste capítulo:

Agachamento com barra
Agachamento com barra pela frente
Levantamento terra
Levantamento terra romeno (LTR)
Impulso de quadris
Avanço invertido
Descida do *step* invertida
Caminhada para trás com faixa elástica
Caminhada lateral com faixa elástica
Flexão plantar em pé

AGACHAMENTO COM BARRA

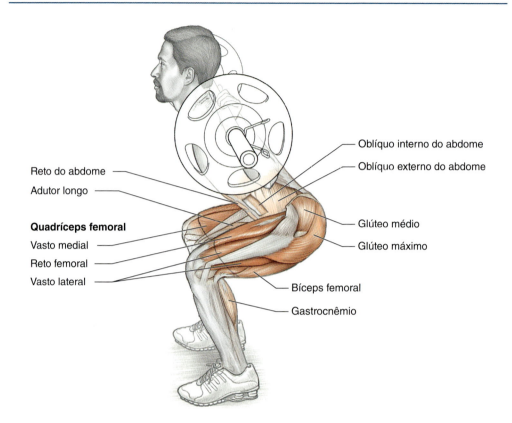

Execução

1. Fique em pé e apoie uma barra na região posterior do pescoço sobre a parte descendente do trapézio, distribuindo o peso de maneira uniforme acima dos ombros. Posicione os pés ligeiramente mais afastados que a largura dos ombros e rodados lateralmente em cerca de 15°.
2. Mantendo o dorso o mais reto possível, desça de modo lento flexionando os quadris e os joelhos até que as coxas ultrapassem discretamente um plano paralelo ao solo. Durante a descida, mantenha os cotovelos voltados para baixo e alinhados com o tronco. Haverá uma leve flexão do tronco para que a barra permaneça na base de sustentação. O tronco deverá flexionar na pelve com a coluna vertebral em posição neutra.
3. Sem tomar impulso na parte mais baixa do exercício, mude o sentido do movimento estendendo os quadris e os joelhos para subir até a posição inicial.

Músculos envolvidos

Primários: glúteo máximo, glúteo médio, isquiocrurais (semitendíneo, semimembranáceo, bíceps femoral), quadríceps femoral (reto femoral, vasto lateral, vasto medial, vasto intermédio)

Secundários: eretor da espinha (iliocostal, longuíssimo, espinal), reto do abdome, oblíquo externo do abdome, oblíquo interno do abdome, adutor longo, adutor curto, gastrocnêmio

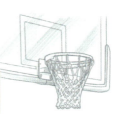

Enfoque no basquete

Por muito tempo, o agachamento tem sido considerado o rei dos exercícios entre os profissionais de força e condicionamento. Este exercício promove o desenvolvimento da musculatura dos membros inferiores, quadris, região lombar e abdome. O aumento da força nesses grupos musculares lhe permitirá aplicar níveis ideais de força contra o solo, o que resultará em melhora da aceleração e da capacidade de saltar. Além disso, o aumento da força nos membros inferiores proporcionará maior estabilidade durante o posicionamento ofensivo ou defensivo ao impedir que o adversário pegue a bola no rebote.

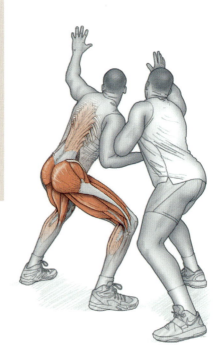

AGACHAMENTO COM BARRA PELA FRENTE

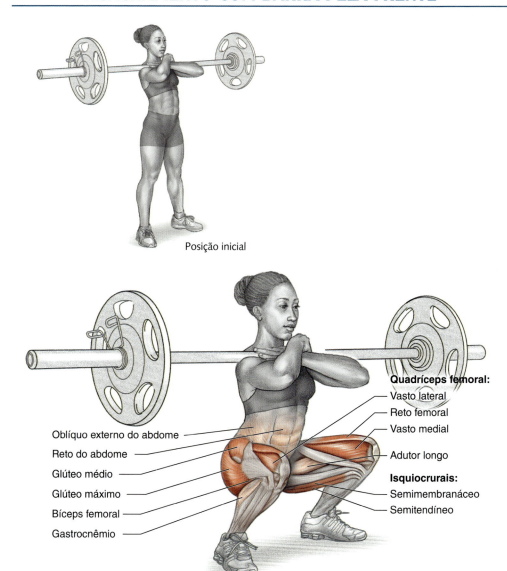

Posição inicial

Execução

1. Fique em pé e apoie uma barra na região anterior do pescoço e lateralmente sobre os músculos deltoides, distribuindo o peso de maneira uniforme acima dos ombros. Duas pegadas são recomendadas. A primeira é a pegada em estilo olímpico: segure a barra com os cotovelos elevados e paralelos ao solo. Essa pegada requer flexibilidade do punho e é utilizada para segurar a barra durante exercícios de potência no estilo olímpico. A segunda e mais fácil maneira de segurar a barra é a pegada cruzada. Com as palmas voltadas para baixo, a mão direita segura a barra sobre o deltoide esquerdo enquanto a mão esquerda a segura sobre o deltoide direito. Durante o exercício, os cotovelos permanecem elevados no nível dos ombros.

2. Da mesma forma que no agachamento com barra tradicional, mantenha o dorso o mais reto possível à medida que desce devagar, flexionando os quadris e os joelhos até que as coxas ultrapassem discretamente um plano paralelo ao solo. Durante a descida, mantenha os cotovelos elevados e alinhados com os ombros.
3. Sem tomar impulso na parte mais baixa do exercício, mude o sentido do movimento, estendendo os quadris e os joelhos para subir até a posição inicial.

Músculos envolvidos

Primários: glúteo máximo, glúteo médio, isquiocrurais (semitendíneo, semimembranáceo, bíceps femoral), quadríceps femoral (reto femoral, vasto lateral, vasto medial, vasto intermédio)

Secundários: eretor da espinha (iliocostal, longuíssimo, espinal), reto do abdome, oblíquo externo do abdome, oblíquo interno do abdome, adutor longo, adutor curto, gastrocnêmio

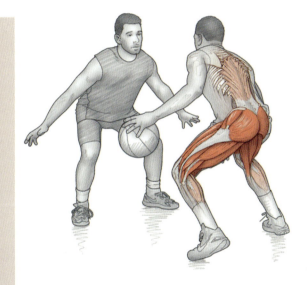

Enfoque no basquete

Em virtude do posicionamento da barra em frente ao corpo, este exercício permite uma postura mais ereta do corpo durante sua execução. Essa postura demanda menor esforço dos músculos da região lombar e promove maior trabalho do quadríceps femoral que o exercício de agachamento com barra tradicional. O agachamento com barra pela frente é realizado geralmente com cerca de 20% menos peso em comparação com o exercício clássico.

Assim como o agachamento com barra tradicional, essa variação é um exercício importante relacionado ao basquete. Ele desenvolve força na região lombar, quadris e membros inferiores para desaceleração e rendimento muscular ideais, muito importantes para a aceleração e o corte durante o jogo. O poder de superar o seu adversário em direção à cesta dependerá da capacidade de acelerar, desacelerar e mudar de direção.

LEVANTAMENTO TERRA

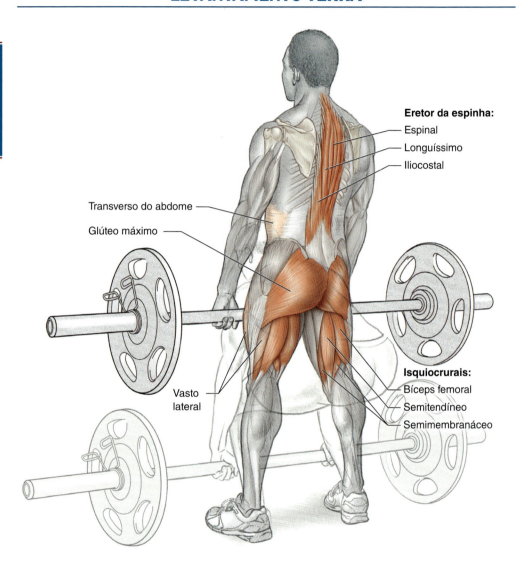

Execução

1. Fique em pé junto a uma barra posicionada no solo acima dos mediopés. Mantenha uma distância entre os pés ligeiramente menor que a largura dos ombros a fim de oferecer espaço para os membros superiores durante a execução do movimento.
2. Segure a barra com os membros superiores estendidos e perpendiculares ao solo, ombros ligeiramente acima da barra e mãos posicionadas lateralmente aos membros inferiores. Utilize pegada invertida (segure a barra com a palma de uma mão voltada para baixo e a da outra mão voltada para cima).

3. Flexione lentamente os quadris e os joelhos, mantendo o dorso reto, para abaixar o corpo até a face anterior da perna tocar a barra, a qual permanece no nível dos mediopés. Levante os ombros para estender os membros superiores, mantendo a cabeça alinhada com a coluna em posição neutra.
4. Estenda lentamente os quadris e os joelhos para levantar a barra do solo, à medida que os ombros e os quadris se elevam. Conserve os membros superiores estendidos e o dorso reto, não permitindo que ele se curve. Mantenha a barra junto ao corpo até chegar à posição vertical.
5. Retorne a barra ao solo, flexionando lentamente os quadris e, em seguida, os joelhos, controlando a barra até tocar o solo.

Músculos envolvidos

Primários: glúteo máximo, eretor da espinha (iliocostal, longuíssimo, espinal), isquiocrurais (semitendíneo, semimembranáceo, bíceps femoral)

Secundários: reto do abdome, transverso do abdome, quadríceps femoral (reto femoral, vasto lateral, vasto medial, vasto intermédio), iliopsoas

Enfoque no basquete

Assim como os agachamentos com barra tradicional e pela frente, o levantamento terra é um exercício multiarticular que lhe permite treinar com o peso ideal. Este exercício aumenta a força na região lombar, nos quadris e nos membros inferiores. Esses grupos musculares são importantes para produzir força, melhorar a aceleração e saltar, componentes de uma bandeja bem-sucedida. Este exercício melhora a desaceleração e o corte, além de sua base de apoio, que o ajuda a alcançar a posição de estabilidade ideal para bloquear o adversário na disputa de espaço para receber a bola, pegar um rebote e jogar embaixo da cesta.

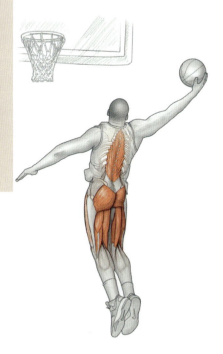

LEVANTAMENTO TERRA ROMENO (LTR)

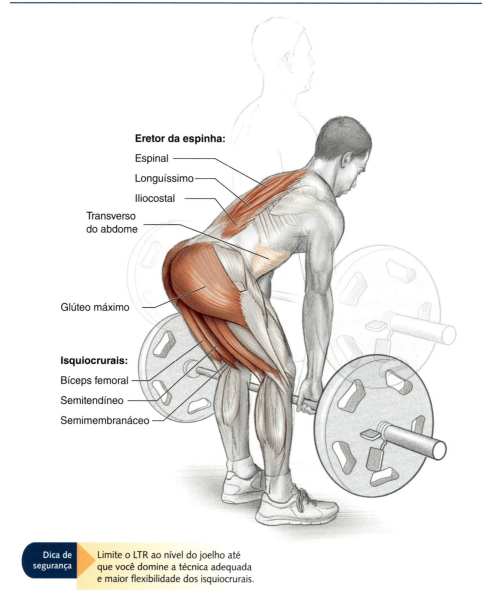

Dica de segurança: Limite o LTR ao nível do joelho até que você domine a técnica adequada e maior flexibilidade dos isquiocrurais.

Execução

1. Ao contrário do levantamento terra tradicional, o LTR não começa no solo, mas é realizado de cima para baixo, por assim dizer. Fique ereto, com os membros superiores estendidos, segurando a barra com pegada pronada (palmas para baixo). Posicione os pés afastados aproximadamente na largura dos quadris, com os dedos direcionados para a frente ou ligeiramente para a lateral (até 15°). A barra deve tocar as coxas. Flexione levemente os joelhos em 20 ou 30°.

2. Mantendo a região lombar e os joelhos travados nessa posição ligeiramente fletida, abaixe a barra devagar contra as coxas projetando os quadris para trás, como uma dobradiça, à medida que o tronco abaixa. Não curve o dorso ou os ombros enquanto a barra desce pelo movimento de retração dos quadris, não pela flexão na cintura.
3. Retorne a barra à posição inicial, mantendo ombros, joelhos e região lombar travados à medida que os quadris projetam-se para a frente até que você fique em pé.

Músculos envolvidos

Primários: glúteo máximo, eretor da espinha (iliocostal, longuíssimo, espinal), isquiocrurais (semitendíneo, semimembranáceo, bíceps femoral)

Secundários: reto do abdome, transverso do abdome, iliopsoas

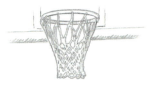

Enfoque no basquete

Como os outros exercícios de força de membros inferiores, o LTR aumenta a produção de força para correr, saltar, desacelerar, cortar e manter relações ideais de força entre as partes posterior e anterior da coxa para ajudar a prevenir lesões ligamentares e distensões musculares. Aumentando a força da região lombar e dos quadris, você estará mais preparado para estabelecer uma posição defensiva e um movimento de reação à medida que marca um adversário na quadra de basquete.

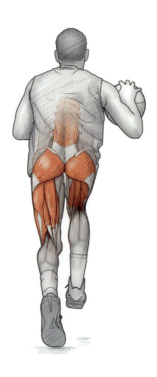

IMPULSO DE QUADRIS

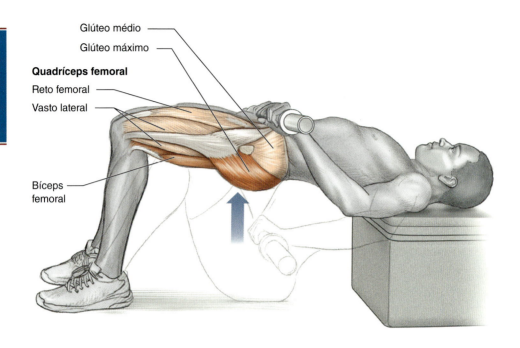

Execução

1. Sente com os quadris apoiados no solo e os membros inferiores estendidos. Posicione a parte superior do dorso sobre um banco estofado. Apoie uma barra grande sobre os membros inferiores.
2. Incline-se para a frente a fim de pegar a barra e, se o tamanho das anilhas permitir, role-a sobre as coxas em direção aos quadris. A barra deve estar posicionada de modo simétrico no nível das pregas inguinais, ligeiramente acima da pelve.
3. Incline-se para trás a fim de que a parte superior do dorso e os ombros assumam uma posição adequada sobre o banco. Deslize os pés em direção às nádegas, mantendo-os afastados na largura dos ombros, até que os joelhos estejam flexionados em 90° e as tíbias em posição vertical.
4. Levante a barra do solo ao estender os quadris pela ação dos músculos glúteos e, ao mesmo tempo, mantenha a coluna vertebral e os quadris em posição neutra (sem arqueamento excessivo do dorso). O movimento de extensão que levanta a barra deve ocorrer nos quadris e não na região lombar.

 Dica de segurança A face posterior do ombro deve ficar firmemente apoiada no banco estofado. A parte cervical da coluna vertebral (pescoço) não deve ser o principal ponto de apoio durante o exercício.

Músculos envolvidos

Primários: glúteo máximo, isquiocrurais (semitendíneo, semimembranáceo, bíceps femoral), adutor magno

Secundários: glúteo médio, glúteo mínimo, eretor da espinha (iliocostal, longuíssimo, espinal), quadríceps femoral (reto femoral, vasto lateral, vasto medial, vasto intermédio)

Enfoque no basquete

Os músculos glúteos contribuem de forma significativa para melhorar as propulsões horizontal e vertical do corpo necessárias para ultrapassar rapidamente o adversário, assim como para saltar mais alto do que ele. Esses músculos também são fundamentais para aterrissagens seguras e eficientes, e contribuem para a capacidade de evitar o adversário por meio de desaceleração e corte.

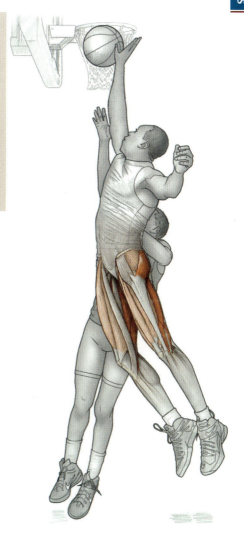

AVANÇO INVERTIDO

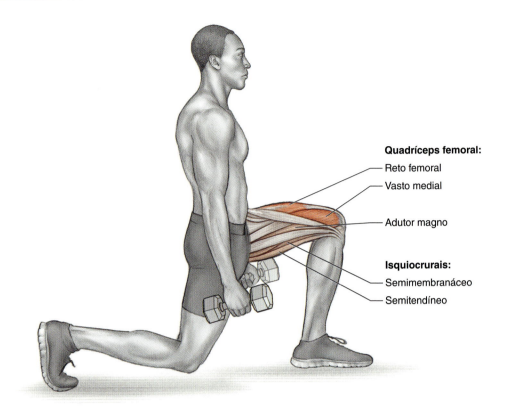

Execução

1. Você pode executar o avanço invertido de modo independente ou como preparatório para o exercício descida do *step* invertida. Fique em pé com os pés afastados na largura dos ombros. Você pode apoiar as mãos nos quadris ou segurar um halter em cada uma delas, se desejar maior resistência.
2. Dê um passo atrás com o membro inferior direito e abaixe o corpo em direção ao solo, movimentando os quadris e os joelhos, enquanto mantém a postura ereta e a tíbia esquerda (do membro dianteiro) em posição vertical. Desça, até que o membro inferior esquerdo esteja flexionado em 90° no quadril e no joelho.
3. Retorne à posição inicial. Após completar todas as repetições com o membro inferior direito recuado, execute o exercício com o membro inferior esquerdo nessa posição.

Músculos envolvidos

Primários: quadríceps femoral (reto femoral, vasto lateral, vasto medial, vasto intermédio), glúteo máximo, glúteo médio

Secundários: isquiocrurais (semitendíneo, semimembranáceo, bíceps femoral), glúteo mínimo, adutor magno

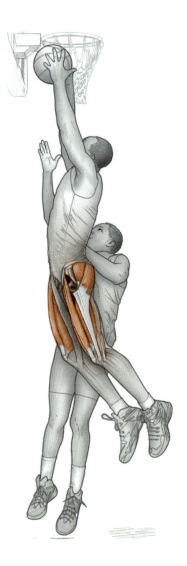

Enfoque no basquete

Este exercício fortalece os músculos das coxas e dos quadris, os quais ajudam nas propulsões horizontal e vertical do corpo, assim como aumentam sua capacidade de desacelerar e mudar de direção para evitar o adversário. As propulsões horizontal e vertical também são necessárias para a aceleração e o salto. Uma melhor desaceleração o ajudará a cortar e mudar de direção para evitar o adversário. Equilíbrio e propriocepção também são aprimorados com este exercício. Essas qualidades não só ajudam no posicionamento dos membros inferiores durante a corrida, o corte e o salto, mas também na prevenção de lesões.

DESCIDA DO *STEP* INVERTIDA

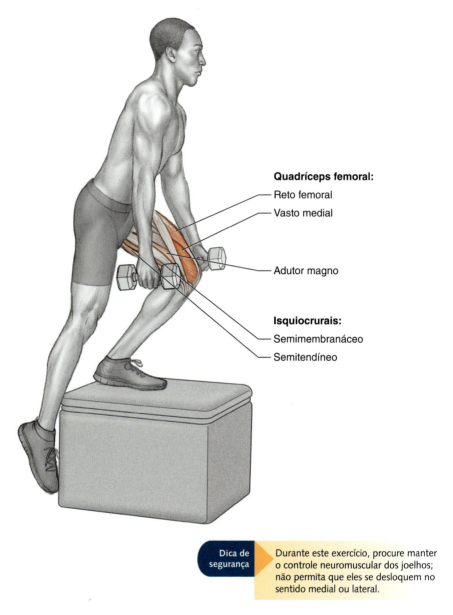

Quadríceps femoral:
- Reto femoral
- Vasto medial

Adutor magno

Isquiocrurais:
- Semimembranáceo
- Semitendíneo

Dica de segurança: Durante este exercício, procure manter o controle neuromuscular dos joelhos; não permita que eles se desloquem no sentido medial ou lateral.

Execução

1. Fique em posição vertical com os dois pés apoiados firmemente na superfície de um *step* estável (30-60 cm). A altura do *step* dependerá de sua força.
2. Mantendo o membro inferior esquerdo sobre o *step*, dê um passo atrás lentamente com o membro oposto com o pé em flexão plantar. Desça lentamente em direção ao solo, flexionando o quadril e o joelho esquerdos, mantendo o tronco ereto o máximo possível e os dedos do pé direcionados para o solo.

3. Toque o solo, sem tomar impulso, com os dedos do pé direito antes de mudar de direção. Nesse momento, estenda o quadril e o joelho para retornar à posição inicial com os membros inferiores estendidos.
4. Sem descansar, continue o exercício até cumprir o número prescrito de repetições para o mesmo membro inferior. Após completar as repetições, execute o mesmo exercício com o membro inferior direito sobre o *step* à medida que movimenta posteriormente o membro inferior esquerdo para descer do *step*.

Músculos envolvidos

Primários: quadríceps femoral (reto femoral, vasto lateral, vasto medial, vasto intermédio), glúteo máximo, glúteo médio

Secundários: isquiocrurais (semitendíneo, semimembranáceo, bíceps femoral), glúteo mínimo, adutor magno

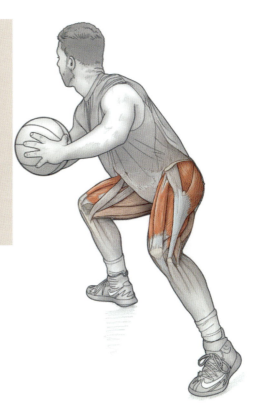

Enfoque no basquete

Este exercício de força para um membro inferior ajuda nas propulsões horizontal e vertical do corpo, essenciais para passar rapidamente pelo adversário, assim como para saltar mais alto do que ele ao realizar uma bandeja. Este exercício também ajuda na desaceleração com um membro inferior durante movimentos de corte, na propriocepção e no controle corporal global, os quais são importantes durante qualquer contato violento que possa ocorrer durante o jogo.

CAMINHADA PARA TRÁS COM FAIXA ELÁSTICA

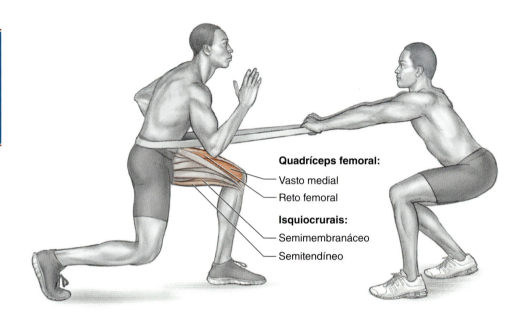

Execução

1. Fique em pé de frente para um parceiro, em posição de um quarto de agachamento, com os pés afastados na largura dos ombros. Disponha uma faixa elástica de alta resistência ao redor da sua cintura. Peça ao parceiro para que segure as extremidades da faixa.
2. Mantendo a postura adequada, caminhe para trás pela distância pré-determinada, contra a resistência da faixa induzida manualmente pelo parceiro ao segurá-la. Seu parceiro caminha junto com você enquanto aplica resistência.
3. Comece o exercício com caminhadas de 23 metros, para trás, e progrida até 45 metros por até cinco séries.

Músculos envolvidos

Primários: quadríceps femoral (reto femoral, vasto lateral, vasto medial, vasto intermédio), glúteo máximo

Secundários: isquiocrurais (semitendíneo, semimembranáceo, bíceps femoral), glúteo médio

Enfoque no basquete

Este exercício desenvolve força e resistência de membros inferiores e quadris para produção ideal de força, quando realizado repetidamente ao longo do tempo. A força nos quadríceps e quadris é importante para que seja aplicada no solo e resulte em capacidade de aceleração e salto. Esses grupos musculares também desempenham um papel ativo na desaceleração, importante para a mudança de direção ao tentar bater um adversário e aterrissar de um salto. A resistência de força é importante na medida em que você deve demonstrar capacidade de realizar esses esforços atléticos com frequência durante todo o treino e para o desempenho do jogo.

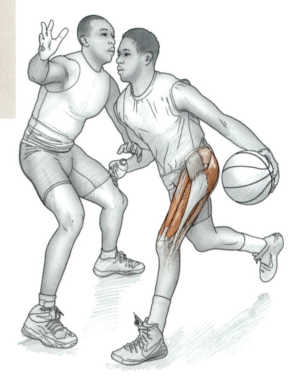

CAMINHADA LATERAL COM FAIXA ELÁSTICA

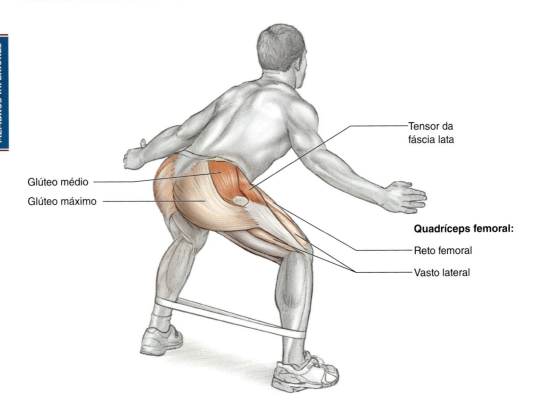

Execução

1. Fique de pé, em posição de um quarto de agachamento, com os pés afastados na largura dos ombros. Disponha uma minifaixa elástica de resistência apropriada ao redor dos tornozelos. Você pode começar com uma faixa de pequena resistência, que pode ser aumentada no momento em que conseguir completar a distância desejada ou o número de repetições.
2. Dê um passo para o lado esquerdo com o pé direito. Não comece esse movimento deslocando lateralmente o membro inferior esquerdo.
3. Ao completar a passada para o lado esquerdo, dê um passo novamente para esse lado, iniciando o movimento com o pé direito. Repita este exercício pela distância desejada.
4. Retorne à posição inicial executando o exercício para o lado direito e iniciando cada passo com o pé esquerdo. Comece o exercício com caminhadas laterais de 23 metros e progrida até 50 metros por até cinco séries.

Músculos envolvidos

Primários: glúteo médio, glúteo mínimo, tensor da fáscia lata
Secundários: glúteo máximo, quadríceps femoral (reto femoral, vasto lateral, vasto medial, vasto intermédio)

Enfoque no basquete

Este exercício aumenta a força da coxa e lateral do quadril para ajudar na mudança rápida de direção durante o drible. Essa capacidade o ajudará a levar vantagem sobre o jogador da defesa ao estabelecer uma posição na quadra ou ao dirigir-se à cesta para executar uma tabela.

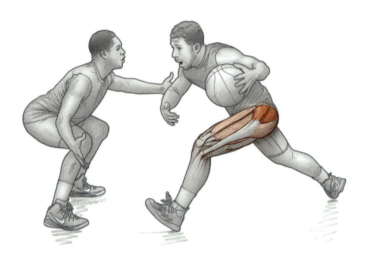

FLEXÃO PLANTAR EM PÉ

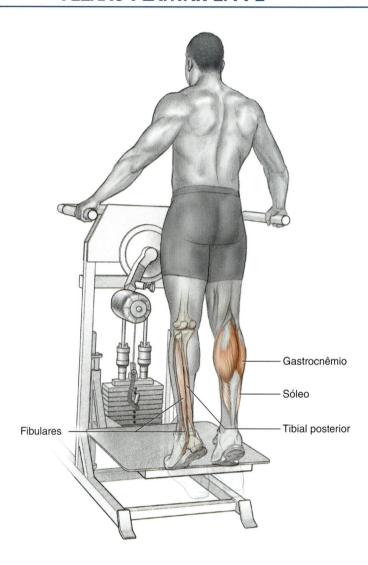

Execução

1. Fique de pé com os coxins metatarsais ("bolas do pé") apoiados na borda de uma superfície plana segura.
2. Abaixe lentamente os dois calcanhares em direção ao solo à medida que alonga os tendões dos calcâneos ("de Aquiles").
3. Inverta a direção para rapidamente levantar-se sobre os dedos dos pés.
4. Realize a quantidade indicada de repetições.

Músculos envolvidos

Primários: gastrocnêmio, sóleo
Secundários: tibial posterior, fibulares

Enfoque no basquete

Aumentar a força do complexo gastrocnêmio-sóleo-tendão do calcâneo o ajudará a saltar mais alto durante a execução do arremesso e do rebote. Além disso, o fortalecimento desse complexo aumentará a elasticidade do tendão do calcâneo, que lhe proporcionará uma vantagem significativa sobre o adversário. Você pode realizar um arremesso com salto, perdê-lo e saltar novamente para o rebote depois de aterrissar. Como um defensor, você saltará para bloquear o arremesso com salto e novamente para o rebote após a aterrissagem. O aumento da força desse complexo músculo-tendão está correlacionado com o aumento da elasticidade, de modo que você possa saltar mais alto que seu adversário no salto subsequente.

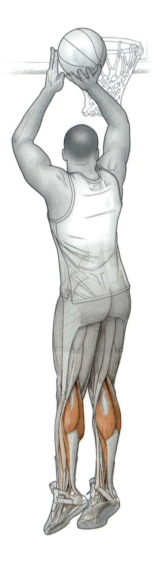

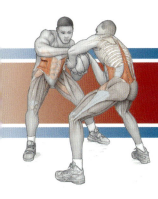

CAPÍTULO 3

REGIÃO LOMBAR E *CORE*: O CENTRO DE ESTABILIDADE

Nos últimos anos, o chamado *core* tornou-se um termo da moda para descrever o tronco e os músculos medianos associados. A verdade é um pouco mais complexa, mas ao se abordar o aumento de força na quadra de basquete, o ideal é considerar o *core* como a região corpórea que transmite a força gerada na parte inferior do corpo para a parte superior. Sem um *core* forte, você será bastante prejudicado em termos de desempenho esportivo.

O *core* pode ser dividido em duas categorias básicas: o *core* interno e o *core* externo. A finalidade do *core* interno é a estabilidade. Ele estabiliza a região mediana a fim de garantir uma postura apropriada e fornecer uma plataforma estável. Isso lhe oferece estabilidade para sustentar o tronco durante a corrida, o salto e a aterrissagem. O *core* externo produz movimento da coluna vertebral em diversos planos. Isso lhe provê força para estender a coluna e os quadris durante o salto e produz torque ao girar para roubar a bola ou executar o pivô durante o drible.

O *core* interno é composto de: músculos transversos do abdome, grupo transversospinal, músculos do assoalho pélvico e diafragma (Fig. 3.1). É difícil conceitualizar esses músculos, pois nem sempre são visualizados na superfície do corpo. Os músculos transversos do abdome e o grupo transversospinal atuam de modo sinérgico. O transverso do abdome produz um efeito de cinta sobre a cavidade abdominal. O grupo transversospinal inclui os rotadores e os multífidos. Esses pequenos músculos, que transpõem apenas algumas vértebras, melhoram a estabilidade da coluna por resistir ao torque e aumentar sua consciência postural. Esses dois grupos musculares do *core* interno trabalham em conjunto para estabilizar a coluna vertebral e reduzir o risco de lesões.

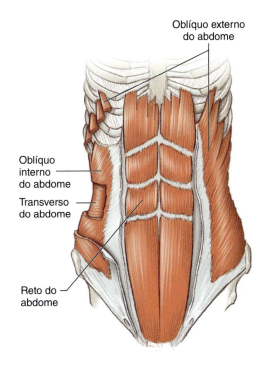

Figura 3.1 Músculos abdominais.

31

O *core* externo é composto de retos do abdome, grupo de eretores da espinha (iliocostal, longuíssimo e espinal) e oblíquos internos e externos do abdome (Fig. 3.2). Na quadra, esse grupo muscular é responsável por produzir movimento e resistir a ele, como na posição de poste baixo sob a cesta. Uma maneira de refletir sobre esses grupos musculares é considerá-los parte de uma cadeia cinética. Nessa cadeia humana, as conexões são responsáveis por produzir movimento em vários planos. Por exemplo, o reto do abdome associado aos flexores do quadril compõem a cadeia anterior, enquanto o eretor da espinha com os isquiocrurais e os glúteos constituem a poderosa cadeia posterior. Os oblíquos são responsáveis pela rotação e flexão lateral do tronco.

Para desenvolver plenamente um *core* forte e estável para jogar basquete, você precisa fortalecer todos os músculos responsáveis por produzir movimento ou resistir a ele em vários planos. Você deve escolher um exercício de cada categoria de movimento para obter equilíbrio muscular e desempenho esportivo ideais. Nós escolhemos quatro exercícios de *core* específicos para basquete a fim de treinar nossos atletas.

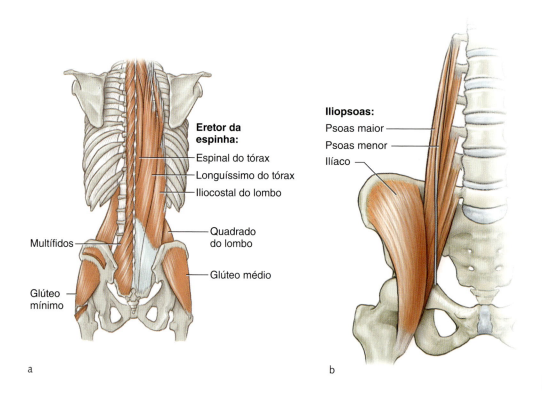

Figura 3.2 Músculos do *core* externo: *(a)* posteriores; *(b)* anteriores.

Os exercícios deste capítulo são:

Flexão do core

Banana
Passe com bola a partir da posição supina

Extensão do core

Extensão lombar
Perdigueiro

Rotação do core

Press antirrotacional (Pallof) com cabo horizontal
Rotação de tronco em mina terrestre

Flexão lateral do core

Prancha lateral
Press antirrotacional com cabo acima da cabeça

BANANA

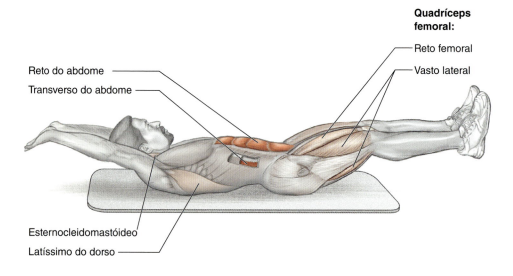

Execução

1. Deite-se no solo em decúbito dorsal com os membros inferiores unidos, membros superiores estendidos acima da cabeça e abdome retraído. Esse processo é conhecido como manobra *drawing-in* e ativa o músculo transverso do abdome.
2. Mantendo a cabeça entre os braços, levante devagar a parte superior do corpo e os membros inferiores do solo até assumir um formato ligeiramente curvo como o de uma banana. Mantenha-se nessa posição por 30 segundos. Não segure a respiração! Tente respirar de forma contínua e regular. A parte importante deste exercício é concentrar-se na contração abdominal, portanto, não levante o dorso do solo.
3. Retorne devagar à posição supina e apoie confortavelmente os membros superiores, inferiores e a cabeça no solo.
4. Execute a quantidade recomendada de repetições.

Músculos envolvidos

Primários: reto do abdome, transverso do abdome
Secundários: iliopsoas, sartório, quadríceps femoral (reto femoral, vasto lateral, vasto medial, vasto intermédio), latíssimo do dorso, esternocleidomastóideo

Enfoque no basquete

Banana é provavelmente o mais subestimado entre os exercícios para o *core*. Parece fácil, mas é extremamente difícil executá-lo da maneira correta. Este exercício contribui para a estabilidade da musculatura do tronco quando você assume a posição de extensão total. Pense em como seria benéfico ter o tronco e o *core* estáveis ao saltar para um rebote ou bola ao alto. Um tronco forte e estável lhe permite tolerar os contatos impetuosos debaixo das tabelas e ao saltar para um rebote.

VARIAÇÃO

Rock'n'roll

Uma maneira de tornar este exercício mais desafiador é incluir algum movimento suave. A leve oscilação para a frente e para trás da cabeça aos pés irá aumentará a demanda sobre os músculos da cadeia anterior, além do reto e o transverso do abdome. Ou gire um quarto de volta para o lado e sustente a posição. Isso aumentará um pouco a dificuldade, pois também recruta os músculos oblíquos interno e externo do abdome.

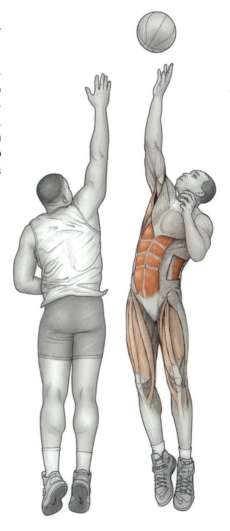

PASSE COM BOLA A PARTIR DA POSIÇÃO SUPINA

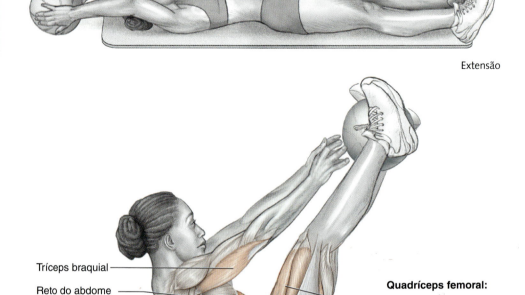

Extensão

Tríceps braquial
Reto do abdome
Latíssimo do dorso
Transverso do abdome
Sartório

Quadríceps femoral:
Reto femoral
Vasto lateral

Passe

Execução

1. Deite-se no solo em decúbito dorsal com os membros inferiores estendidos e unidos, membros superiores estendidos acima da cabeça e abdome retraído. Segure uma bola de basquete com as duas mãos.
2. Execute um *sit-up* com os membros superiores estendidos acima da cabeça e transfira a bola das mãos para os pés segurando-a entre eles.
3. Retorne à posição estendida até apoiar o dorso no solo, mantendo o abdome contraído. Comprima a bola entre os pés e passe-a para as mãos ao levantar os membros inferiores e a pelve.
4. Retorne lentamente à posição supina e apoie confortavelmente os membros superiores, inferiores e a cabeça no solo.
5. Execute a quantidade recomendada de repetições.

Músculos envolvidos

Primários: reto do abdome, transverso do abdome, iliopsoas, latíssimo do dorso
Secundários: sartório, quadríceps femoral (reto femoral, vasto lateral, vasto medial, vasto intermédio), tríceps braquial

Enfoque no basquete

Esse não é apenas um exercício excelente para o *core*, como também mantém você interessado por utilizar uma bola de basquete em sua execução. Isso pode ser mentalmente estimulante e o mantém motivado durante a realização de um exercício produtivo, resultando em aprimoramento de acordo com o programa. O uso da bola de basquete como parte do exercício pode estimular os músculos necessários para executar um passe durante o jogo. Ao movimentar a bola, você deve contrair os músculos do tronco para estabilizar a parte superior do corpo e gerar força suficiente para lançá-la.

VARIAÇÃO

Passe com bola medicinal

Para tornar o exercício mais desafiador, substitua a bola de basquete por uma bola de peso.

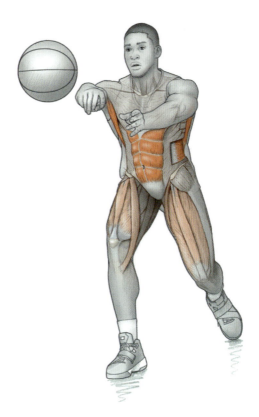

EXTENSÃO LOMBAR

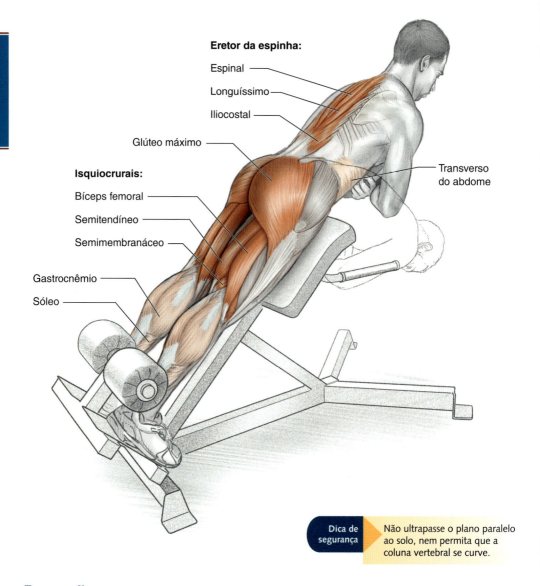

Dica de segurança: Não ultrapasse o plano paralelo ao solo, nem permita que a coluna vertebral se curve.

Execução

1. Usando um aparelho de hiperextensão, assuma a posição prona e trave os pés sob os suportes almofadados com as faces anteriores das coxas apoiadas sobre o suporte principal. Os quadris devem estar flexionados a 90° e a parte superior do corpo estendida para baixo. Mantenha as mãos atrás da cabeça ou cruzadas na frente do corpo.
2. Levante lentamente o tronco, mantendo a coluna reta. Toda a amplitude de movimento deve ocorrer no quadril. Continue o movimento até que o tronco esteja paralelo ao solo e o ângulo dos quadris alcance 180°. Para tornar o exercício mais desafiador, introduza uma pausa de um ou dois segundos na parte alta do movimento.

3. Abaixe o tronco com cuidado até retornar à posição inicial.
4. Execute a quantidade recomendada de repetições.

Músculos envolvidos

Primários: eretor da espinha (iliocostal, longuíssimo, espinal), glúteo máximo, isquiocrurais (bíceps femoral, semimembranáceo, semitendíneo)

Secundários: transversospinais, transverso do abdome, trapézio, romboides, gastrocnêmio, sóleo

Enfoque no basquete

A implicação óbvia em fortalecer a cadeia posterior é ajudar em qualquer movimento de salto, assim como fortalecer os músculos que mantêm a boa postura defensiva da parte superior do corpo. Lembre-se de manter o movimento fluente, lento e controlado. Não balance ou gire o corpo. O quadril atua como uma dobradiça, e a parte superior do tronco permanece estável. Não ultrapasse o plano paralelo ao solo, tampouco curve excessivamente a coluna, pois isso pode sobrecarregar as vértebras de modo indesejável. Às vezes este exercício é denominado hiperextensão, o que é um termo inadequado, pois implica entrar em hiperextensão quando na verdade você está retornando da flexão para a posição lombar neutra.

VARIAÇÕES

Extensão lombar com carga

Para tornar este exercício mais desafiador, segure uma anilha ou halteres junto ao tórax a fim de obter maior resistência. Outra maneira de aumentar a resistência é fixar faixas elásticas na parte inferior do aparelho de hiperextensão e dispô-las ao redor da parte posterior do pescoço e dos ombros.

Extensão lombar sem aparelho

Você pode realizar a extensão lombar sem um aparelho específico. Execute o mesmo movimento em posição prona sobre uma bola suíça com os pés travados contra uma parede, ou deite-se com o abdome voltado para o solo sobre um par de almofadas. Qualquer opção é uma variação válida, mas podem não permitir um movimento completo como aquele que ocorre em uma cadeira romana ou aparelho de hiperextensão.

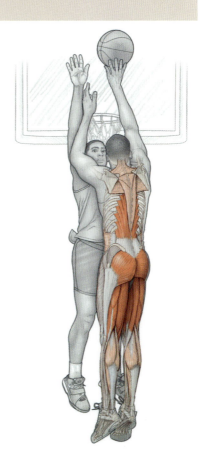

PERDIGUEIRO

Camada superficial de músculos do dorso

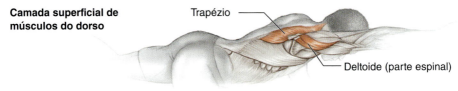

Trapézio
Deltoide (parte espinal)

Camada média de músculos do dorso

Eretor da espinha:
Espinal
Longuíssimo
Iliocostal

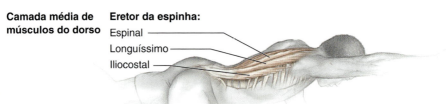

Camada profunda de músculos do dorso

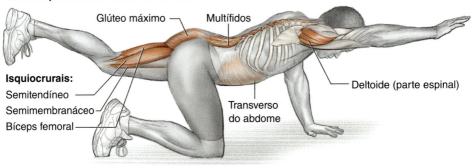

Glúteo máximo
Multífidos
Deltoide (parte espinal)
Transverso do abdome

Isquiocrurais:
Semitendíneo
Semimembranáceo
Bíceps femoral

Execução

1. Assuma a posição de quatro apoios no solo com os quadris alinhados diretamente sobre os joelhos e os ombros sobre as mãos. Mantenha a coluna vertebral em posição neutra. Contraia os músculos do abdome. A cabeça e o pescoço devem estar em posição natural, com o olhar voltado para o solo.
2. Levante e estenda um membro superior com o inferior do lado oposto até alinhá-los completamente com o tronco. Não permita a rotação do quadril ou do cíngulo do membro superior. Mantenha-se nessa posição de extensão pelo tempo determinado, trabalhando a resistência dos músculos envolvidos.
3. Retorne à posição inicial e em seguida levante os outros dois membros.
4. Repita, alternando para a quantidade recomendada de repetições e séries.

Músculos envolvidos

Primários: multífidos, transverso do abdome, glúteo máximo, isquiocrurais (bíceps femoral, semimembranáceo, semitendíneo), deltoide (parte espinal), trapézio
Secundários: eretor da espinha (iliocostal, longuíssimo, espinal), transverso do abdome

Enfoque no basquete

Este é um excelente exercício de estabilidade para o *core* e a coluna vertebral. Ele ajuda a desenvolver a força do tronco para que você possa resistir à força do adversário durante o rebote embaixo da cesta. A capacidade de manter-se em posição ao defender ou retornar de um rebote lhe possibilitará destacar-se na quadra. Ao levantar um membro superior e um inferior, imagine um nível de carpinteiro da esquerda para a direita ao longo da parte posterior dos ombros e dos quadris. Isso permitirá manter a estabilidade da coluna e resistir ao momento rotatório criado pela elevação dos apoios opostos.

VARIAÇÃO

Perdigueiro com carga

Para tornar este exercício mais desafiador, utilize pesos para punhos e tornozelos ou fixe extensores elásticos aos membros opostos a fim de proporcionar maior resistência.

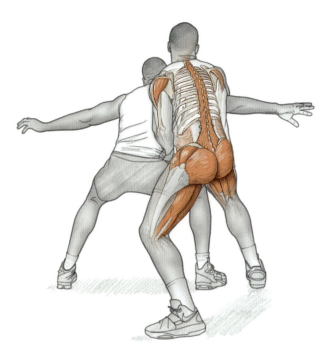

PRESS ANTIRROTACIONAL (PALLOF)
COM CABO HORIZONTAL

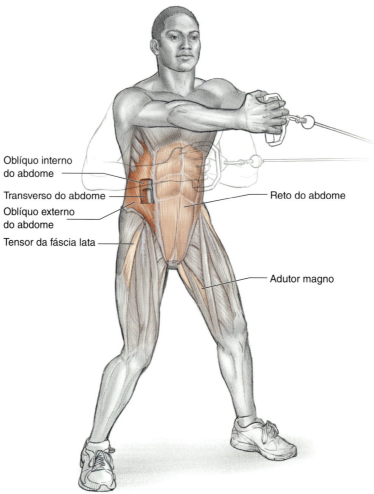

Execução

1. Posicione-se de lado e paralelamente a um aparelho vertical com cabo.
2. Assuma postura atlética com os pés afastados na largura dos ombros, joelhos ligeiramente flexionados e tronco ereto.
3. À meia altura do corpo, segure o puxador do cabo fixado à coluna do aparelho com as duas mãos. Segure-o próximo do abdome no nível do umbigo. Contraia os músculos do abdome e das nádegas.
4. Mantendo o tronco reto, estenda os membros superiores à frente do corpo (*pressing*) no nível dos ombros. Isso gera grande força rotacional, a qual os quadris e os ombros devem resistir. A finalidade deste exercício é conter esse movimento de rotação, mantendo a coluna vertebral em posição estável. Mantenha-se com os membros superiores estendidos por um a cinco segundos.
5. Retorne à posição inicial. Execute duas séries de 10 a 15 repetições em cada lado.

Músculos envolvidos

Primários: multífidos, rotadores, transverso do abdome, oblíquo interno do abdome, oblíquo externo do abdome

Secundários: reto do abdome, eretor da espinha (iliocostal, longuíssimo, espinal), tensor da fáscia lata, adutor magno, glúteo máximo

Enfoque no basquete

Esse é um excelente exercício antirrotacional. O *pressing* é realmente muito fácil, mas a necessidade de resistir à força rotacional torna este exercício mais dispendioso para os músculos do *core*. Ele é fundamental para treinar o corpo de modo a resistir à rotação como uma forma de proteger o dorso. Quando você e outro jogador disputam um rebote, é crucial a capacidade de segurar a bola enquanto o adversário está tentando tomá-la de você. O desenvolvimento de força abdominal o ajudará a defender e manter a posse da bola.

VARIAÇÃO

Press antirrotacional com extensor elástico

Este exercício é igualmente eficaz quando realizado com extensores elásticos. O treinador pode querer desafiá-lo com uma variedade de posturas e posições, como uma posição defensiva, para incluir um componente específico do esporte, ou posições de joelhos ou semiajoelhada, para aumentar a demanda nos músculos do *core*. A adoção de uma postura com base estreita (pés juntos) também aumentará a demanda sobre a musculatura dos membros inferiores.

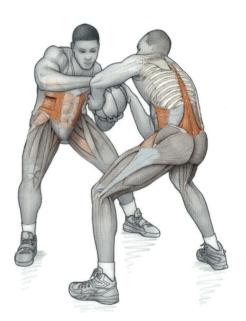

ROTAÇÃO DE TRONCO EM MINA TERRESTRE

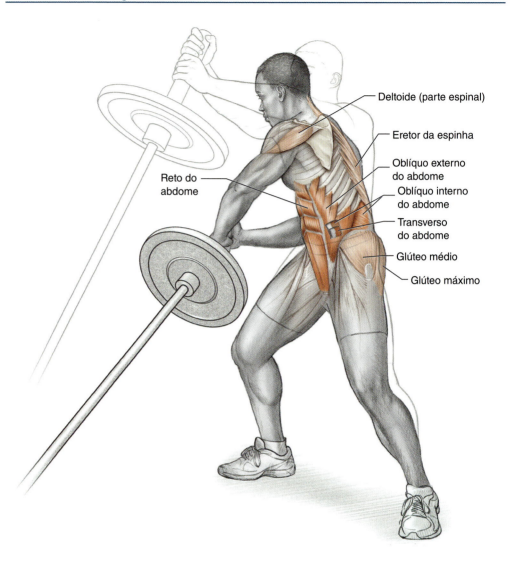

Execução

1. Utilizando uma barra de halter com uma extremidade seguramente escorada no canto da parede, segure a outra extremidade com os membros superiores estendidos à frente do corpo. Posicione os pés ligeiramente mais afastados que a largura dos ombros, os quais devem estar alinhados com os quadris.
2. Executando um movimento de rotação, incline a barra suavemente para baixo e para a direita de modo a descrever um semicírculo.
3. Quando a barra parar na posição mais baixa, inverta o movimento para o outro lado. O movimento completo de rotação descreve um arco de 180°. O movimento de ida e volta representa uma repetição completa. Execute três séries de 10 a 12 repetições.

Músculos envolvidos

Primários: reto do abdome, transverso do abdome, oblíquo interno do abdome, oblíquo externo do abdome

Secundários: glúteo médio, glúteo máximo, eretor da espinha (iliocostal, longuíssimo, espinal), deltoide (parte espinal)

Enfoque no basquete

Mina terrestre é um exercício composto que utiliza um movimento rotacional. O tronco é responsável pelo movimento de rotação que ocorre entre o cíngulo do membro superior, móvel, e o cíngulo do membro inferior, estacionário. É importante controlar o movimento e não usar o impulso ou tranco. A melhora da potência rotacional e o desenvolvimento de músculos mais fortes do tronco o ajudarão no momento de se defender contra um adversário. Movimentos rotacionais ocorrem rapidamente quando desaceleramos na quadra ou aterrissamos de um rebote. Você precisa ter fortes músculos do *core* para manter a estabilidade e proteger o dorso de lesões.

VARIAÇÃO

Mina terrestre de joelhos

Você pode realizar este exercício a partir de uma posição ajoelhada ou semiajoelhada. Ao executá-lo nessas posições, elimina-se o uso de músculos dos membros inferiores e dos quadris.

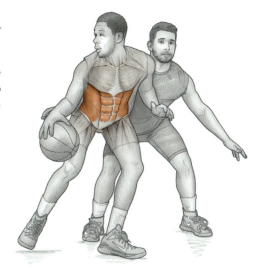

PRANCHA LATERAL

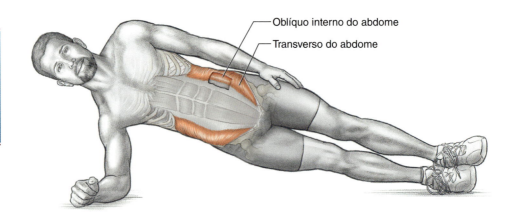

Oblíquo interno do abdome
Transverso do abdome

Execução

1. Deite-se em decúbito lateral esquerdo com pés, joelhos e ombros formando uma linha reta.
2. Apoie a parte superior do corpo sobre o cotovelo e o antebraço esquerdos. O cotovelo deve ficar posicionado diretamente abaixo do cotovelo.
3. Contraia os músculos do abdome como ao se preparar para levar um soco no estômago.
4. Eleve os quadris até que formem uma linha reta com os joelhos e os ombros.
5. Mantenha-se nessa posição pelo tempo necessário. Abaixe lentamente os quadris até a posição inicial.
6. Execute a quantidade recomendada de repetições. Repita do lado oposto.

Músculos envolvidos

Primários: transverso do abdome.
Secundários: oblíquo interno do abdome, multífidos, quadrado do lombo, longuíssimo do tórax.

Enfoque no basquete

Prancha lateral é provavelmente o exercício mais eficaz que você pode executar em qualquer lugar para desenvolver quadris fortes e estabilidade de tronco. A potência é gerada a partir do solo. A capacidade de gerar mais força no solo pode produzir um salto mais alto e uma corrida mais rápida. Durante a subida para executar um arremesso com salto ou um rebote, você precisa de um *core* forte a fim de estabilizar a parte superior do corpo e posicionar-se para fazer o próximo movimento. Um *core* forte é o pilar dos movimentos esportivos. Ele permite que você suporte a rispidez do impacto entre corpos. O foco deste exercício é melhorar a estabilidade e o equilíbrio ao subir contra jogadores maiores.

VARIAÇÃO

Prancha lateral modificada

Se você é incapaz de manter quadris, joelhos e ombros em linha reta, flexione os joelhos e eleve os quadris.

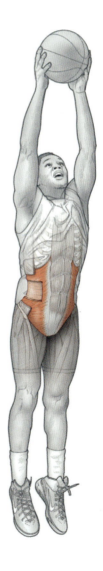

PRESS ANTIRROTACIONAL COM CABO ACIMA DA CABEÇA

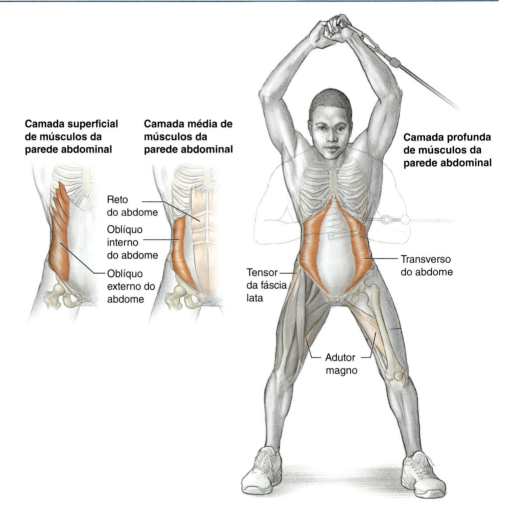

Execução

1. Posicione-se de lado e paralelamente a um aparelho vertical com cabo.
2. Assuma postura atlética com os pés afastados na largura dos ombros, joelhos ligeiramente flexionados e tronco ereto.
3. À meia altura do corpo, segure o puxador do cabo fixado à coluna do aparelho com as duas mãos. Segure-o próximo do abdome ao nível do umbigo. Contraia os músculos do abdome e das nádegas.
4. Mantendo o tronco reto, estenda os membros superiores acima da cabeça (*pressing*).
5. Retorne à posição inicial e execute a quantidade recomendada de repetições.

Músculos envolvidos

Primários: multífidos, rotadores, transverso do abdome, oblíquo interno do abdome, oblíquo externo do abdome

Secundários: reto do abdome, eretor da espinha (iliocostal, longuíssimo, espinal), tensor da fáscia lata, adutor magno, glúteo máximo

FLEXÃO LATERAL DO CORE

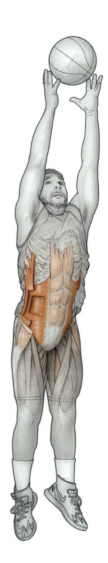

Enfoque no basquete

Além de desenvolver um *core* mais forte, este exercício também melhora a estabilidade dos ombros durante o movimento acima da cabeça, o qual desenvolve a força dos músculos oblíquos envolvidos na flexão lateral. Ao estender a mão para alcançar um rebote ou para um arremesso de três pontos, você precisa dessa estabilidade para evitar os defensores. Este exercício desenvolve força nos ombros e no tronco ao subir para disputar um rebote. Após saltar para disputar um rebote ou bola no alto, você pode aterrissar em posição inadequada. O desenvolvimento muscular para controlar a flexão lateral pode ajudar a prevenir lesões lombares e a diminuir a possibilidade de queda que ocasiona outras lesões.

CAPÍTULO 4
FORÇA E POTÊNCIA NA PARTE SUPERIOR DO CORPO: EXERCÍCIOS DE TRAÇÃO

Exercícios de tração são um componente importante no treinamento de basquete. Esse tipo de exercício cria equilíbrio ao complementar outros do tipo empuxo, realizados durante o treinamento. Exercícios de tração também desenvolvem potência nos ombros, parte superior do dorso e membros superiores. Os músculos posteriores envolvidos com esse tipo de exercício são o latíssimo do dorso, trapézio, romboide maior, romboide menor, redondo maior, redondo menor, deltoide (parte espinal), tríceps braquial, supraespinal e infraespinal. Os músculos do grupo anterior envolvidos em alguns exercícios de tração são o braquial, braquiorradial, ancôneo, deltoide (parte clavicular), peitoral maior, peitoral menor e oblíquo externo do abdome. Esses grupos musculares são importantes no rebote, arremesso, controle de bola ofensivo, estabelecimento de posições estratégicas ofensivas e defensivas em quadra e defesa contra os adversários. Além disso, esses exercícios ajudam na força de preensão em movimentos envolvendo barra, halteres e *kettlebell*. A força de preensão é essencial para o controle da bola de basquete durante ações de manejo da bola, arremesso e rebote.

O desenvolvimento de força e potência do ombro e do dorso melhora o movimento durante a competição. A corrida, o corte, o controle do corpo (especialmente no ar) e a prevenção de lesões são importantes no basquetebol. O aumento da potência ajudará em movimentos de maior agilidade e velocidade da parte superior do corpo como na tentativa de roubar a bola de basquete de um adversário.

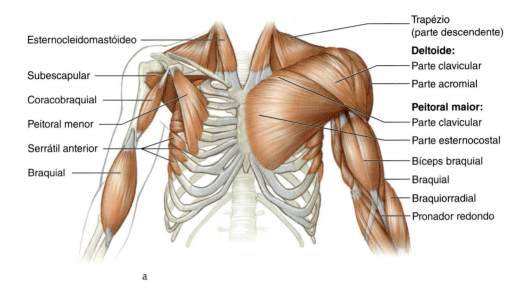

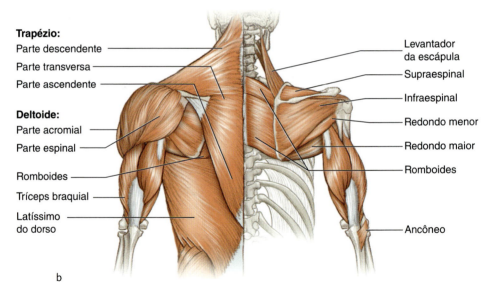

Figura 4.1 Parte superior do tronco: (a) anterior; (b) posterior

FORÇA E POTÊNCIA NA PARTE SUPERIOR DO CORPO: EXERCÍCIOS DE TRAÇÃO

Este capítulo aborda os exercícios de tração utilizados para aumentar a força dos ombros, parte superior do dorso e membros superiores, e também da potência para ajudá-lo na quadra.
Os exercícios deste capítulo são:

Tração na barra fixa
Remada invertida
Puxada pela frente
Remada unilateral com halter
Remada sentada
Remada inclinada com barra
Puxada vertical com *kettlebell*
Remada no solo com halteres

TRAÇÃO NA BARRA FIXA

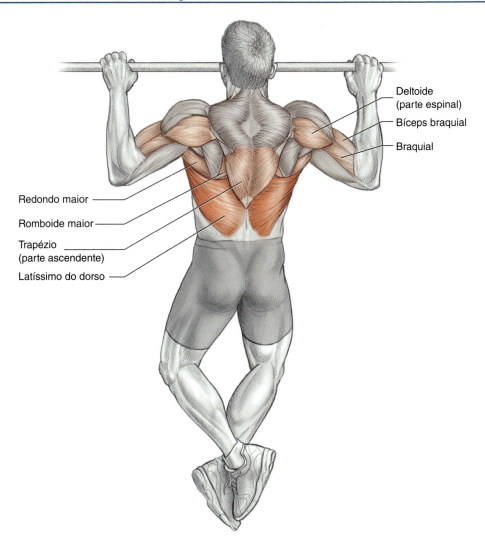

Execução

1. Com o corpo suspenso em uma barra fixa, segure-a com pegada pronada (palmas voltadas para a frente) e membros superiores completamente estendidos.
2. Flexione levemente os joelhos e cruze os tornozelos.
3. Puxe a barra para elevar o corpo, mantendo os cotovelos alinhados com o tronco, até o tórax ficar no nível da barra.
4. Retorne lentamente para baixo até os membros superiores estarem totalmente estendidos na posição suspensa inicial.
5. Execute a quantidade recomendada de repetições.

Músculos envolvidos

Primários: latíssimo do dorso
Secundários: trapézio (parte ascendente), romboide maior, romboide menor, redondo maior, bíceps braquial, braquial

Enfoque no basquete

A tração na barra fixa é um dos exercícios mais difíceis de ser executado, especialmente para alunos do ensino fundamental e médio. A tração na barra fixa pode ser facilmente modificada: basta ajustar a posição da mão. Ao executá-la com as mãos mais afastadas, você recrutará a maioria dos músculos do dorso, mas tenha cuidado, pois é a posição mais avançada para este exercício. Até que possam realizá-lo com maior perfeição, talvez os iniciantes desejem utilizar pegadas próximas. Isso ainda promoverá o desenvolvimento da musculatura do dorso, mas com algum auxílio dos músculos secundários. O exercício de tração na barra fixa ajuda a desenvolver todos os músculos necessários na parte superior do dorso.

Um dorso forte ajudará o jogador de basquete a ser mais eficaz ao subir para um rebote ou na defesa contra um adversário, além de gerar impulso extra ao correr pela quadra.

VARIAÇÕES

Tração na barra fixa com auxílio de faixa elástica

Se você é incapaz de realizar a tração na barra fixa com o peso do corpo, tente executá-la com auxílio. Disponha uma faixa elástica ao redor da barra de tração, certificando-se de que a faixa está bem segura. Posicione um ou ambos os joelhos no interior da alça formada pela faixa e execute o número recomendado de repetições.

Diferentes posições das mãos

Segure a barra com as palmas voltadas para o corpo e execute o exercício até o queixo ultrapassar a barra.

Segure a barra com uma palma voltada para a frente e outra para o corpo (pegadas alternadas).

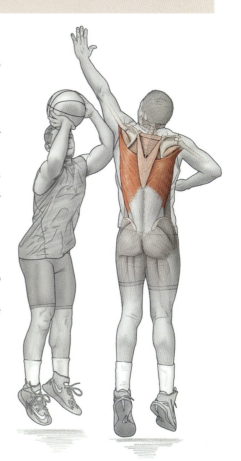

REMADA INVERTIDA

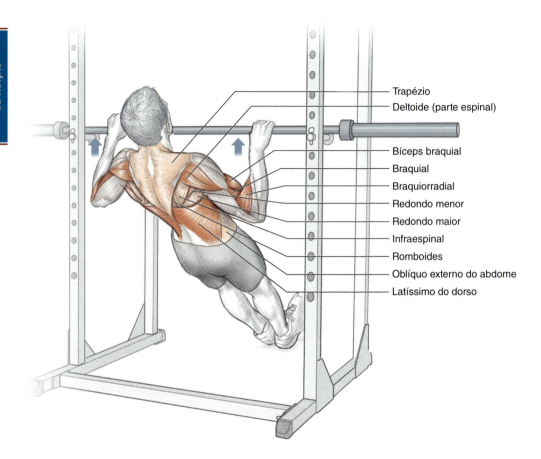

Execução

1. Ajuste a altura dos suportes de segurança de um rack de agachamento de modo que, ao deitar-se no solo, os membros superiores fiquem completamente estendidos ao segurar a barra.
2. Posicione com cuidado e segurança uma barra nos suportes do rack de agachamento.
3. Segure a barra com pegada pronada (palmas voltadas para a frente) com os membros superiores e inferiores totalmente estendidos.
4. Puxe a barra para elevar o corpo e não se esqueça de levantar os quadris e o tronco ao mesmo tempo.
5. Pare quando o tórax atingir o nível da barra. Mantenha os cotovelos junto ao tronco.
6. Retorne ao solo, assegurando-se de que os quadris e o tronco formem uma linha reta, até os membros superiores estarem totalmente estendidos.
7. Execute a quantidade recomendada de repetições.

Músculos envolvidos

Primários: latíssimo do dorso, bíceps braquial, braquial, braquiorradial, deltoide (parte espinal)
Secundários: romboide maior, romboide menor, redondo maior, redondo menor, infraespinal, oblíquo externo do abdome, trapézio

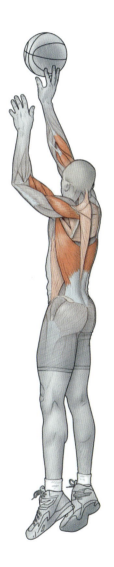

Enfoque no basquete

Remadas invertidas, de modo similar às trações na barra fixa, ajudam a fortalecer o dorso com ênfase na parte espinal dos músculos deltoides. Este exercício requer que você mantenha o corpo reto.

A remada invertida contribui para fortalecer a região posterior do ombro, a qual pode ajudar na competência de arremesso de longo alcance e na defesa contra um adversário.

VARIAÇÕES

Posição tampo de mesa

Se você não consegue executar o exercício com os membros inferiores totalmente estendidos, flexione os joelhos a 90° e execute o número recomendado de repetições.

Fitas de suspensão ou TRX

O exercício pode ser realizado com fitas de suspensão ou TRX. Isto aumentará a dificuldade do exercício, na medida em que o desempenho exige que cada membro superior seja utilizado de forma independente para tracionar a fita e levantar o corpo.

PUXADA PELA FRENTE

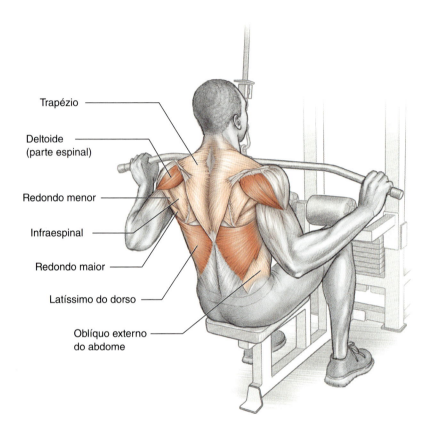

Execução

1. Sente-se de frente para um aparelho de puxada pela frente de modo que os membros inferiores fiquem confortavelmente posicionados sob os apoios.
2. Estenda os membros superiores acima da cabeça e segure a barra com pegada pronada (palmas voltadas para a frente). Posicione as mãos ligeiramente mais afastadas que a largura dos ombros.
3. Incline o dorso levemente para trás. Inicie cada repetição puxando a barra para baixo com cautela até que ela toque a parte superior do tórax. Mantenha os cotovelos junto ao corpo.
4. Deixe que a barra retorne lentamente à posição inicial até os membros superiores ficarem totalmente estendidos.
5. Execute a quantidade recomendada de repetições.

Músculos envolvidos

Primários: latíssimo do dorso, bíceps braquial, braquial, braquiorradial, deltoide (parte espinal)
Secundários: romboide maior, romboide menor, redondo maior, redondo menor, infraespinal, oblíquo externo do abdome, trapézio

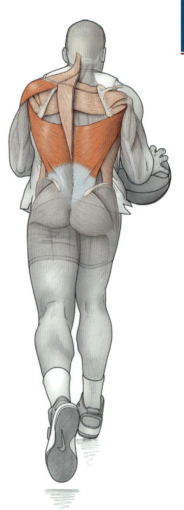

Enfoque no basquete

A puxada pela frente, com enfoque semelhante ao da tração na barra fixa, tem a vantagem de oferecer resistência variável para um atleta de diversas experiências de treinamento a fim de desenvolver a força.

Este exercício ajudará a desenvolver os músculos de tração da parte superior do dorso. O fortalecimento do dorso auxiliará na corrida e na disputa pela bola no rebote. Músculos fortes do dorso contribuirão para a estabilização e o controle, o que ajudará a evitar ferimentos. O basquete está se tornando muito mais físico e os jogadores estão cada vez mais fortes. Em virtude da quantidade de contatos que ocorrem sob a cesta, os atletas precisam se tornar fortes o máximo possível, mas ainda mantendo a flexibilidade para arremessar a bola. Ter um dorso bem desenvolvido facilitará a defesa contra um adversário que tenta roubar a bola.

VARIAÇÕES

Puxada pela frente com pegada fechada

Ao aproximar as mãos durante a pegada da barra fixa, você trabalhará diferentes grupos musculares no dorso. Essa variação trabalha os músculos tríceps braquial, romboide maior e romboide menor.

Puxada pela frente com pegada invertida

Com pegada fechada, vire as mãos de modo que as palmas fiquem voltadas para o seu corpo. Isso aumentará a participação do bíceps braquial na realização do exercício.

REMADA UNILATERAL COM HALTER

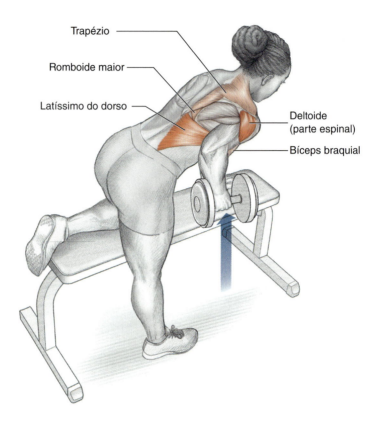

Execução

1. Comece em pé com o joelho esquerdo flexionado a 90° sobre um banco.
2. Apoie a mão esquerda no banco para ajudar a suportar o peso do corpo. Incline-se para pegar o halter com a mão direita, deixando-o suspenso com o membro superior estendido.
3. Mantenha o dorso reto, a cabeça em posição neutra e puxe o peso para cima à medida que flexiona o cotovelo até o nível das costelas.
4. Devolva o halter à posição inicial.
5. Execute a quantidade recomendada de repetições.
6. Inverta os lados e repita o exercício com o membro superior esquerdo.

Músculos envolvidos

Primários: deltoide (parte espinal), latíssimo do dorso
Secundários: trapézio, romboide maior, romboide menor, bíceps braquial

Enfoque no basquete

A remada unilateral com halter trabalha especificamente a parte espinal do deltoide, importante porção muscular que deve ser desenvolvida para a preparação de um arremesso ou rebote. É bom concentrar-se, às vezes, em movimentos unilaterais para ajudar a desenvolver o segmento mais fraco. Ao executar um exercício que utiliza os dois membros superiores ou os dois inferiores, o lado dominante tende a realizar a maior parte do trabalho. A inclusão de remadas unilaterais com halter ajudará a desenvolver o membro superior mais fraco enquanto mantém a força no dominante. A igualdade de força em ambos os membros superiores beneficiará os jogadores de basquete forçados a arremessar com sua mão não dominante.

VARIAÇÃO

Remada unilateral com faixa elástica

Assuma a posição defensiva no basquete. Execute o movimento de remada unilateral utilizando um aparelho com cabo ou faixa elástica.

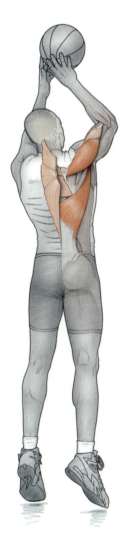

REMADA SENTADA

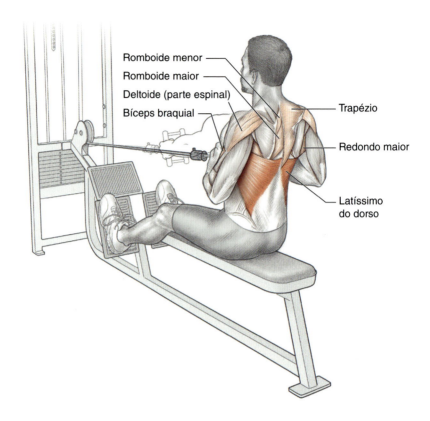

Execução

1. Sente-se de frente para uma coluna com cabo ou utilize um aparelho de remada sentada, se estiver disponível.
2. Apoie os dois pés com segurança na plataforma e flexione ligeiramente os joelhos.
3. Segure os puxadores com uma palma voltada para a outra a fim de iniciar o movimento.
4. Com a musculatura da parte superior do dorso estabilizada, tracione devagar os puxadores em direção à parte inferior do tórax, mantendo os cotovelos junto ao corpo.
5. Não permita que os cotovelos ultrapassem os lados do corpo. Lembre-se de manter a coluna vertebral ereta e de não se inclinar para trás.
6. Mantendo o tronco estável, conduza os puxadores à posição inicial à medida que estende os membros superiores de modo lento e controlado.
7. Execute a quantidade recomendada de repetições.

Músculos envolvidos

Primários: latíssimo do dorso
Secundários: trapézio, romboide maior, romboide menor, redondo maior, deltoide (parte espinal), bíceps braquial

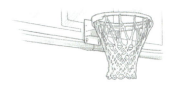

Enfoque no basquete

A parte superior dorsal desempenha um papel importante na estabilização do cíngulo do membro superior e na manutenção da postura. Os jogadores de basquete tendem a ter troncos longos, exigindo músculos do dorso mais fortes para ajudar a protegê-los de lesões que podem ocorrer durante o jogo ou ao infiltrar no garrafão. Como o contato no jogo aumenta sob as tabelas e dentro do garrafão, os jogadores de basquete precisam ter força para afastar os adversários e abrir espaços com seus corpos para pontuar. O atleta mais forte e mais potente será capaz de fazer isso.

VARIAÇÃO

Remada com faixa elástica

O movimento de remada também pode ser executado em pé utilizando-se faixas ou extensores elásticos. Esse movimento de remada em pé também pode ser realizado em um aparelho com cabo conectado a uma barra reta.

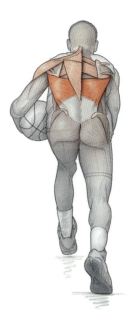

REMADA INCLINADA COM BARRA

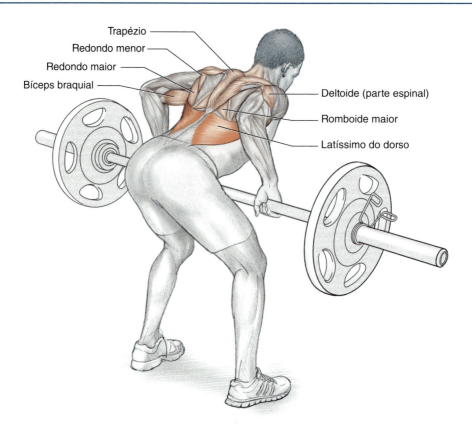

Execução

1. Fique em pé e segure uma barra com pegada pronada (palmas voltadas para o corpo), membros superiores estendidos e pés afastados na largura dos ombros.
2. As mãos na barra devem estar alinhadas com os ombros ou ligeiramente afastadas.
3. Mantendo o dorso reto, flexione ligeiramente os joelhos e retraia os quadris para descer a barra até logo abaixo dos joelhos.
4. Puxe a barra para cima em linha reta em direção à parte inferior do tórax, mantendo os cotovelos junto ao corpo. Retraia as escápulas.
5. Abaixe a barra lentamente até a posição inicial mantendo o dorso reto e os joelhos flexionados.
6. Execute a quantidade recomendada de repetições.

Músculos envolvidos

Primários: latíssimo do dorso
Secundários: trapézio, romboide maior, romboide menor, redondo maior, deltoide (parte espinal), bíceps braquial

Enfoque no basquete

Embora tenha um enfoque semelhante à da remada sentada, a remada inclinada com barra é um exercício mais avançado. Realizar este exercício em pé exige uma região lombar forte e força de preensão.

Este exercício é essencial no desenvolvimento de um posicionamento adequado para uma posição esportiva sólida. Fortes músculos do dorso são essenciais no basquete. Você precisa de força nas partes superior e inferior do dorso para enfrentar a considerável corrida na quadra, incluindo partidas rápidas e paradas bruscas. A remada inclinada com barra ajuda a desenvolver os músculos da parte superior do dorso.

VARIAÇÕES

Variação de pegada

Você pode realizar a remada inclinada com barra utilizando pegada supinada (palmas voltadas para a frente). Essa posição das mãos tornará mais fácil manter os cotovelos junto ao corpo durante o exercício.

Remada inclinada com halteres

Se você não consegue executar a remada inclinada com barra, utilize halteres e um banco regulável para realizar o exercício. Incline o encosto do banco a 45°, sente-se sobre ele com uma perna de cada lado e posicione o tórax contra o encosto com os dois pés apoiados no solo. Segure os halteres com pegada pronada, levante-os até o nível do tórax e em seguida abaixe-os lentamente até a posição inicial.

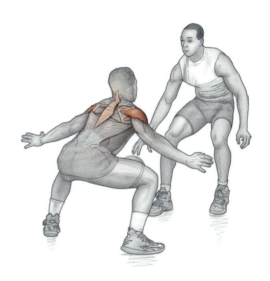

PUXADA VERTICAL COM *KETTLEBELL*

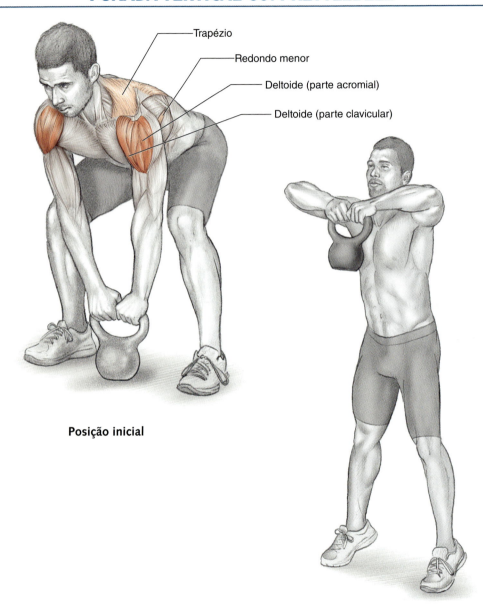

Posição inicial

Execução

1. Fique em posição vertical com os pés afastados na largura dos ombros, dedos ligeiramente voltados para o lado e um *kettlebell* no solo entre os pés.
2. Agache-se, mantendo o dorso reto e, com as duas mãos, segure o *kettlebell* com pegada pronada.
3. Segure o *kettlebell* com os membros superiores estendidos e levante-se da posição agachada, forçando os calcanhares contra o solo e mantendo o dorso reto.

4. No momento em que o *kettlebell* chegar ao nível da cintura, levante os ombros, impulsione os quadris para a frente e flexione explosivamente os cotovelos a fim de puxar o *kettlebell* até o nível do tórax.
5. Com os cotovelos paralelos aos ombros, retorne à posição ereta e apoie os calcanhares no solo.
6. Mantendo o *kettlebell* junto ao corpo, abaixe-o lentamente, relaxando os ombros, os quadris e os joelhos para retornar à posição agachada inicial, até que o *kettlebell* seja posicionado no solo entre os pés.
7. Execute a quantidade recomendada de repetições.

Músculos envolvidos

Primários: deltoide (parte clavicular), deltoide (parte acromial)

Secundários: infraespinal, supraespinal, redondo menor, trapézio

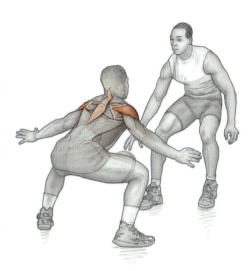

Enfoque no basquete

A puxada vertical com *kettlebell* é um excelente exercício multiarticular cujo enfoque no movimento de alta velocidade visa fortalecer os ombros e desenvolver a potência explosiva para saltar e disputar rebotes. Você pode realizar este exercício com um *kettlebell* ou uma barra. O movimento rápido do *kettlebell* ou barra estimulará o sistema nervoso e ativará as fibras musculares de contração rápida.

VARIAÇÃO

Puxada vertical com barra

Você também pode realizar este exercício com uma barra. Comece alinhando-a com a parte mais alta dos cadarços.

REMADA NO SOLO COM HALTERES

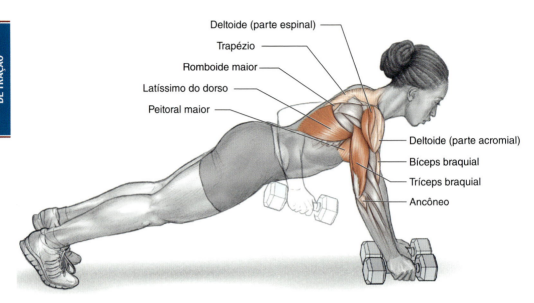

Execução

1. Fique em posição de flexão no solo, segurando os halteres com as mãos. Os membros superiores devem ficar estendidos e os dois pés apoiados firmemente no solo. O dorso deve ficar reto e alinhado com os quadris, ombros e membros inferiores.
2. Estabilize o membro superior esquerdo sobre o halter e realize uma remada unilateral com o membro superior direito. Levante o halter até um pouco abaixo do tórax, mantendo o cotovelo junto ao corpo. Mantenha os ombros, os quadris e os membros inferiores alinhados e evite rodar durante o exercício.
3. Devolva o halter à posição inicial. Execute o mesmo movimento com o membro superior oposto.
4. Execute a quantidade recomendada de repetições para cada membro superior.

Músculos envolvidos

Primários: tríceps braquial, peitoral maior, deltoide (parte espinal), latíssimo do dorso
Secundários: peitoral menor, deltoide (parte clavicular), ancôneo, trapézio, romboide maior, romboide menor, bíceps braquial

Enfoque no basquete

O fortalecimento da parte superior do corpo permite passar e receber a bola com maior rapidez. A força da parte superior do corpo proporciona melhora do equilíbrio e da postura durante o rebote e o arremesso. A força adquirida com este exercício protegerá os ombros e evitará lesões. A remada no solo com halteres inclui movimentos de tração e empuxo com a finalidade de trabalhar o peitoral maior, o peitoral menor e a parte clavicular do músculo deltoide durante o movimento de empuxo, e fortalece os romboides maior e menor durante o movimento de tração.

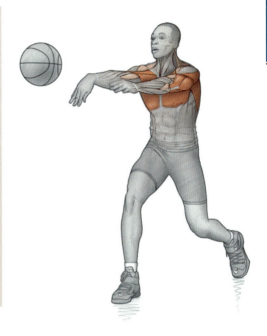

CAPÍTULO 5

FORÇA E POTÊNCIA NA PARTE SUPERIOR DO CORPO: EXERCÍCIOS DE EMPUXO

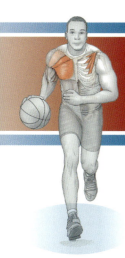

Como se afirmou no Capítulo 1, o basquete e muitos outros esportes são disputados acima do chão e o membro superior é o último elo da cadeia cinética corporal a receber as forças produzidas. Ao executar um arremesso com salto, as forças provenientes do solo propagam-se pelos membros inferiores e são transmitidas pelo *core* para terminar nos membros superiores com a liberação da bola.

A parte superior do corpo também tem relação direta com a velocidade de corrida. Experimente sentar-se no solo com os membros inferiores totalmente estendidos e o tronco em posição vertical. Mova os membros superiores para a frente e para trás, imitando o movimento que ocorre durante a corrida. Comece movimentando lentamente os membros superiores como se estivesse trotando e aumente a velocidade até que se assemelhe ao movimento da corrida rápida. Você perceberá que, durante o movimento rápido dos membros superiores, os quadris e os membros inferiores começam a se mover para trás e para frente, contribuindo para a execução do movimento.

A parte superior do corpo é importante no basquete. O jogo exige que você seja forte ao marcar um adversário, posicionar-se para um rebote, passar a bola, atacar um adversário da defesa e subir para converter embaixo da cesta. Como grande parte desse esporte é praticada acima da cabeça (arremesso, rebote etc.), é necessário ter força e potência na parte superior do corpo para manter o desempenho ideal durante toda a temporada e prevenir lesões dos membros superiores.

Ao elaborar um programa de força e potência para a parte superior do corpo, inclua grupos de músculos agonistas e antagonistas a fim de manter um equilíbrio adequado da musculatura dessa região de modo a instituir os objetivos de desempenho ideal e prevenção de lesões da parte superior do corpo.

A longa temporada de treinos e competições de basquete é fisicamente desgastante para o seu corpo. Pesquisas têm demonstrado que a fadiga da parte superior do corpo e, mais especificamente, dos músculos do ombro, tem um efeito negativo na cinemática da articulação do ombro e pode desencadear uma possível lesão no decorrer da temporada. O treinamento eficaz de força e potência para a parte superior do corpo criará uma plataforma de resistência para ajudar na prevenção de lesões.

Neste capítulo discutimos alguns exercícios de força e potência que fortalecem a parte superior do corpo e otimizam o desempenho na quadra. Nosso foco são os músculos peitorais maior e menor (Fig. 5.1a), usados para movimentos de empuxo, como no supino e na flexão no solo. Esses músculos o ajudam a ser mais explosivo ao passar a bola. Exercícios que são executados acima da cabeça utilizam os músculos deltoides e os estabilizadores como os latíssimos do dorso e os supraespinais (Fig. 5.1b).

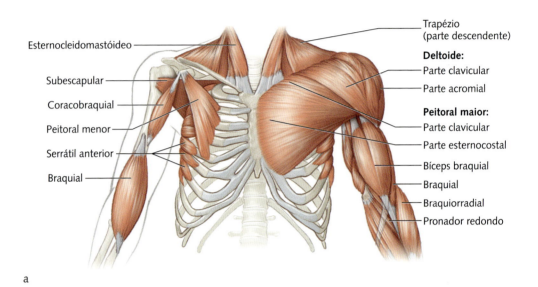

a

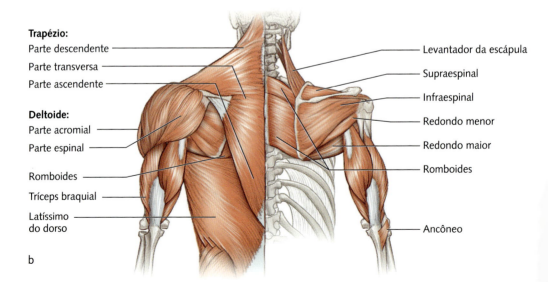

b

Figura 5.1 Músculos da parte superior do tronco: (a) anteriores; (b) posteriores.

Os exercícios deste capítulo são:

Flexão no solo
Supino reto com barra
Desenvolvimento em pé
Supino unilateral com faixa elástica (em pé)
Supino inclinado com barra
Supino unilateral em mina terrestre
Supino reto com pegada estreita

FLEXÃO NO SOLO

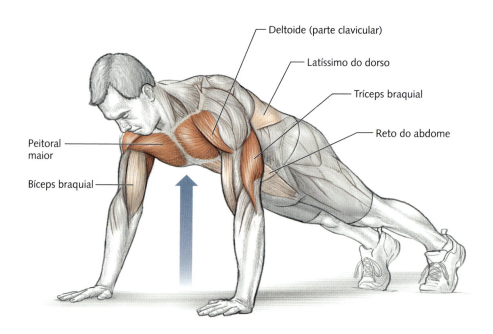

Execução

1. Deite-se em decúbito ventral. Posicione as mãos ligeiramente mais afastadas que a largura dos ombros, dedos direcionados para a frente e polegares alinhados com o limite superior do tórax. Os cotovelos devem estar próximos ao tronco.
2. Mantendo o dorso plano e contraindo os músculos abdominais, pressione as palmas das mãos contra o solo para levantar o corpo à medida que estende os cotovelos. A elevação dos quadris e dos ombros deve ser simultânea.
3. Desça lentamente o corpo até a posição inicial, mantendo a posição dos quadris e dos ombros e controlando a descida.
4. Execute a quantidade recomendada de repetições.

Músculos envolvidos

Primários: peitoral maior, tríceps braquial, deltoide (parte clavicular)
Secundários: bíceps braquial, latíssimo do dorso, reto do abdome

Enfoque no basquete

A flexão no solo é o exercício fundamental de todos os atletas que lhes permite deslocar o peso corporal por meio de um movimento controlado. Este exercício destina-se a músculos do tronco e dos braços, que são importantes durante a prática do basquete. A capacidade de efetuar o passe de peito de maneira explosiva pode proporcionar vantagem à sua equipe na criação de uma forte ação ofensiva. O movimento horizontal utilizado para passar a bola é observado em muitos exercícios com barras e halteres. A parte superior do corpo mais forte também ajuda ao defender-se de um adversário ou ao executar um corta-luz para um companheiro.

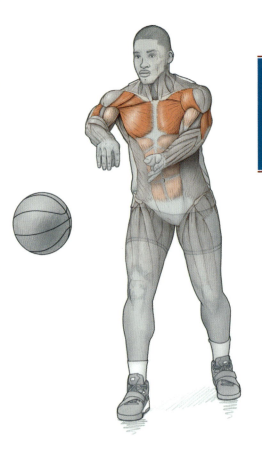

VARIAÇÕES

Flexão no solo com apoio nos joelhos

Iniciantes e atletas mais fracos podem começar a praticar flexão no solo apoiando-se sobre os joelhos até que aumente a força na parte superior do corpo.

Flexão no solo com apoio em plataforma

Atletas avançados podem realizar a flexão no solo com os pés apoiados sobre uma plataforma de 30 a 60 cm.

SUPINO RETO COM BARRA

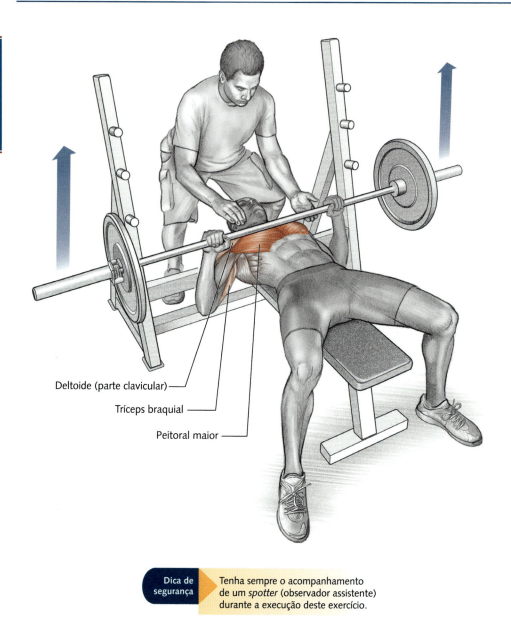

Deltoide (parte clavicular)
Tríceps braquial
Peitoral maior

Dica de segurança ▶ Tenha sempre o acompanhamento de um *spotter* (observador assistente) durante a execução deste exercício.

Execução

1. Deite-se em decúbito dorsal sobre um banco de musculação com os joelhos flexionados em 90° e os dois pés apoiados no solo.
2. Segure a barra, contornando-a com os polegares e as mãos ligeiramente mais afastadas que a largura dos ombros.

3. Remova a barra do apoio retraindo (aduzindo) as escápulas a fim de criar uma plataforma de empuxo.
4. Estenda completamente os braços.
5. Abaixe lentamente a barra, controlando sua descida, enquanto flexiona os cotovelos e mantém os braços a 45° do tronco.
6. Continue a abaixar a barra até tocar a porção média do tórax (nível dos mamilos). Não dê impulso para levantar a barra.
7. Com expiração lenta e controlada, levante a barra para afastá-la do tórax. Mantenha a região lombar apoiada no banco, como também o ângulo de 45° entre o braço e o tronco. Estenda os cotovelos até a posição inicial.
8. Execute a quantidade recomendada de repetições.

Músculos envolvidos

Primários: peitoral maior, peitoral menor
Secundários: deltoide (parte clavicular), tríceps braquial

Enfoque no basquete

Semelhante à flexão no solo, o supino reto com barra é a próxima etapa no desenvolvimento de força da parte superior do corpo. Você deve manter a postura correta e utilizar *spotters* para evitar lesões graves. Este exercício recruta e fortalece os músculos do tórax e da parte anterior do ombro e o tríceps braquial. A parte superior do corpo mais forte o ajudará a absorver alguns golpes que podem ocorrer sob a cesta.

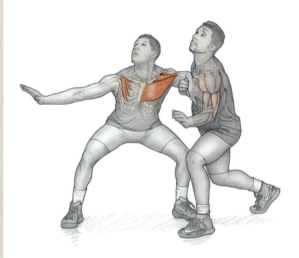

VARIAÇÃO

Supino reto com halteres

Execute o supino reto utilizando halteres.

DESENVOLVIMENTO EM PÉ

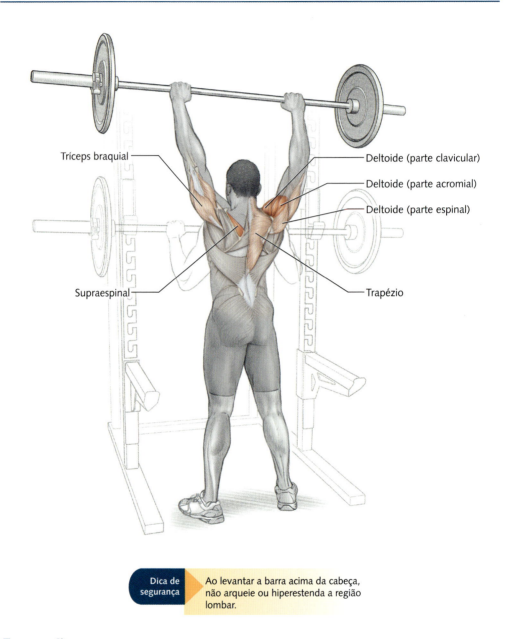

Dica de segurança: Ao levantar a barra acima da cabeça, não arqueie ou hiperestenda a região lombar.

Execução

1. Fique em pé, de frente para um rack de agachamento, com a barra aproximadamente no nível da parte superior do tórax.
2. Avance em direção ao rack até a parte superior do tórax tocar a barra.
3. Segure a barra, contornando-a com os polegares e as mãos ligeiramente mais afastadas que a largura dos ombros.

4. Levante ligeiramente a barra do rack e apoie-a sobre a parte superior do tórax e parte clavicular dos deltoides.
5. Dê um ou dois passos para trás, posicionando os pés ligeiramente mais afastados que a largura dos ombros.
6. Mantendo-se ereto, inspire profundamente e realize uma expiração lenta e controlada (da mesma forma que no supino reto) à medida que empurra a barra acima da cabeça pela extensão completa dos cotovelos. A barra deve ser conduzida diretamente acima da cabeça, terminando o movimento com os cotovelos totalmente estendidos e os membros superiores alinhados com as orelhas.
7. Abaixe lentamente a barra até a parte superior do tórax, controlando sua descida e mantendo-se ereto.
8. Execute a quantidade recomendada de repetições.

Músculos envolvidos

Primários: deltoide (parte clavicular), deltoide (parte acromial), supraespinal

Secundários: peitoral maior, deltoide (parte espinal), trapézio, supraespinal, tríceps braquial

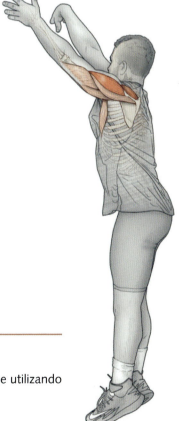

Enfoque no basquete

Muitos atletas são mais fracos ao executar exercícios acima da cabeça. Da mesma forma que no supino reto, é necessária uma postura adequada para evitar lesões. Quando realizado da maneira correta, o desenvolvimento em pé recruta as partes clavicular e acromial dos deltoides, os supraespinais e os tríceps braquiais. Por este exercício ser realizado em posição vertical, os músculos retos do abdome e extensores da coluna devem ser ativados para estabilizar o tronco. O desenvolvimento em pé aumenta a força da parte superior do corpo e do ombro necessária para arremessar e disputar o rebote.

VARIAÇÃO

Desenvolvimento sentado com halteres

Como variação, você pode executar este exercício sentado e utilizando halteres.

SUPINO UNILATERAL COM FAIXA ELÁSTICA (EM PÉ)

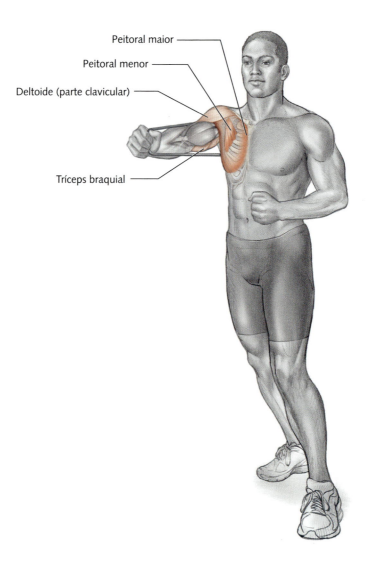

Peitoral maior
Peitoral menor
Deltoide (parte clavicular)
Tríceps braquial

Execução

1. Fixe firmemente a faixa elástica a um objeto resistente. Posicione a palma da mão direita por dentro da faixa.
2. Gire 180° a fim de voltar-se para o lado oposto ao qual está fixada a faixa. Caminhe para a frente a fim de alcançar a tensão desejada na faixa.
3. Assuma posição escalonada, com o membro inferior esquerdo à frente e o direito recuado.
4. Flexione o cotovelo direito em 90°, mantendo esse membro junto ao tronco.

5. Mantendo postura e posições sólidas, force a faixa elástica para a frente à medida que estende o cotovelo e flexiona o ombro, simulando um movimento de empurrar. Controle a faixa, mantendo-a no nível do ombro.
6. De modo lento e controlado, retorne o membro superior à posição inicial.
7. Repita o movimento com a faixa na mão esquerda e o pé direito avançado na posição escalonada.
8. Execute a quantidade recomendada de repetições.

Músculos envolvidos

Primários: peitoral maior, peitoral menor
Secundários: deltoide (parte clavicular), tríceps braquial

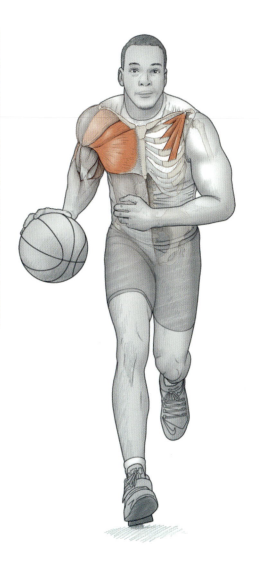

Enfoque no basquete

Se você não tem acesso a uma academia ou a pesos, um bom investimento é a faixa elástica ou tubo extensor com resistência adequada. Esta variação do supino unilateral beneficiará o lado não dominante mais fraco ao desenvolver os peitorais maior e menor e a parte clavicular do deltoide. Este exercício recruta os músculos estabilizadores do tronco assim que a posição escalonada é assumida. Além disso, desenvolve força no ombro para o passe e o drible. Também será preciso força na parte superior do corpo se um defensor for encontrado bloqueando o caminho para a cesta.

SUPINO INCLINADO COM BARRA

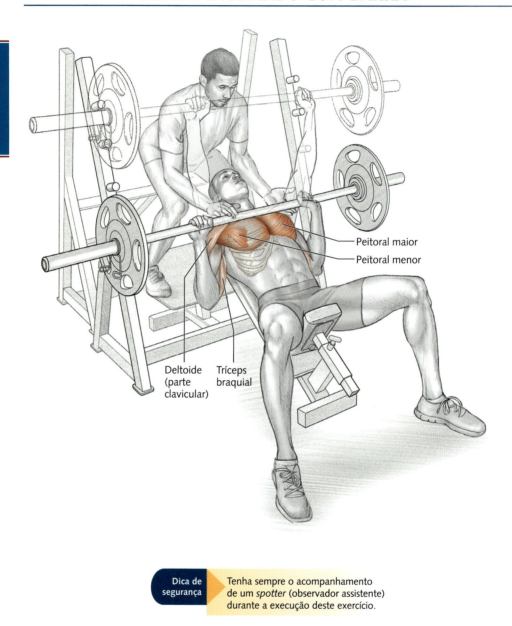

Dica de segurança: Tenha sempre o acompanhamento de um *spotter* (observador assistente) durante a execução deste exercício.

Execução

1. Sente-se em um banco de musculação inclinado ou um banco com encosto regulável ajustado em 45°. Mantenha o dorso, os ombros e a cabeça em contato com o banco.
2. Apoie firmemente os dois pés no solo. Segure a barra contornando-a com os polegares e as mãos ligeiramente mais afastadas que a largura dos ombros.

3. Retraia as escápulas a fim de criar uma plataforma de empuxo.
4. Estenda os cotovelos para levantar a barra até o nível dos olhos.
5. Abaixe lentamente a barra, controlando sua descida, à medida que flexiona os cotovelos. Mantenha os braços a 45° do tronco até a barra tocar a parte superior do tórax. Procure não utilizar o impulso para levantar a barra.
6. Com expiração controlada, levante a barra para afastá-la do tórax. Mantenha a região lombar apoiada no banco à medida que estende os cotovelos até a posição inicial.
7. Execute a quantidade recomendada de repetições.

Músculos envolvidos

Primários: peitoral maior, peitoral menor, deltoide (parte clavicular)

Secundários: deltoide (parte acromial), tríceps braquial

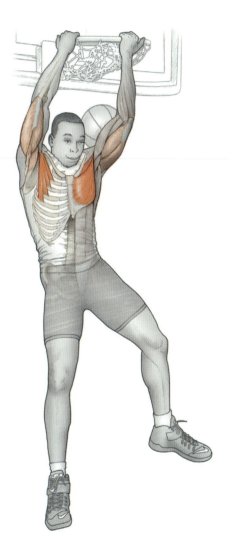

Enfoque no basquete

Este exercício assemelha-se ao supino reto no que se refere ao desenvolvimento de força da parte superior do corpo. A posição inclinada visa recrutar o grupo de músculos peitorais (principalmente na parte superior do tórax) e trabalha mais a parte clavicular do deltoide e o tríceps que o supino reto. O ângulo de inclinação pode variar de acordo com o equipamento utilizado. A inclinação padrão geralmente é de 45°, mas alguns atletas preferem 60° pelo nível de conforto. A força da parte superior do corpo o ajuda a imprimir mais energia ao executar um passe de peito e a manter a posição embaixo da tabela.

VARIAÇÃO

Supino inclinado com halteres

Você pode executar este exercício utilizando halteres.

SUPINO UNILATERAL EM MINA TERRESTRE

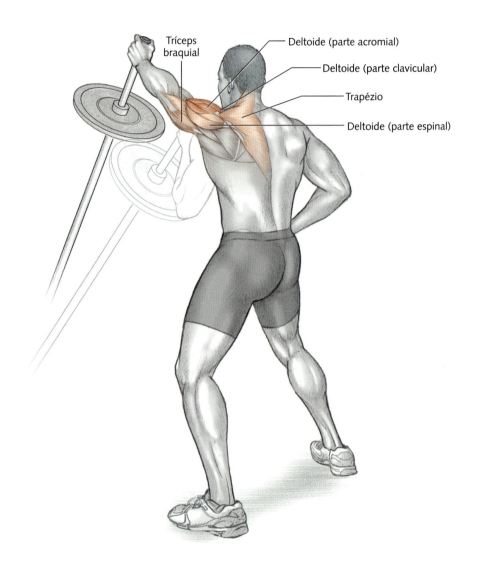

Execução

1. Posicione a extremidade de uma barra em um aparelho de mina terrestre, se estiver disponível. Caso contrário, escore-a no canto da parede.
2. Coloque um peso apropriado na extremidade oposta da barra.
3. Adote uma posição defensiva, com os quadris e os joelhos flexionados, segure a extremidade da barra que contém o peso com a mão esquerda e levante-a, voltando o cotovelo para a frente de modo que a barra fique apoiada na palma da mão junto ao ombro. Mantenha o cotovelo junto ao tronco.

4. Mantendo sólida postura defensiva, estenda o cotovelo a fim de movimentar a barra para cima e para a frente até o membro superior ficar completamente estendido.
5. Abaixe lentamente a barra até a posição inicial. Execute a quantidade recomendada de repetições.
6. Repita o exercício usando o membro superior direito.

Músculos envolvidos

Primários: deltoide (partes clavicular e acromial), supraespinal

Secundários: peitoral maior, deltoide (parte espinal), trapézio, tríceps braquial

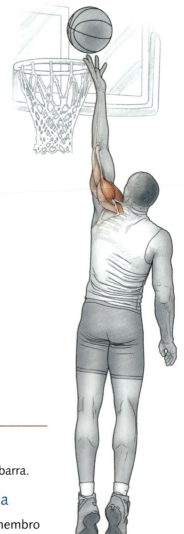

Enfoque no basquete

Este não é um exercício unilateral tradicional, mas uma alternativa para o desenvolvimento de força no ombro. O supino unilateral em mina terrestre tem a vantagem de promover o desenvolvimento das partes clavicular e acromial dos músculos deltoides. O movimento unilateral também desenvolve estabilidade no ombro e no tronco.

Este exercício imita a posição acima da cabeça, observada em bandejas e enterradas. Ombros mais fortes o ajudarão durante a subida para o rebote.

VARIAÇÕES

Supino em mina terrestre

Você pode executar este exercício com as duas mãos na barra.

Supino em mina terrestre em posição escalonada

Você pode executar este exercício posicionando um membro inferior à frente enquanto o outro está recuado.

SUPINO RETO COM PEGADA ESTREITA

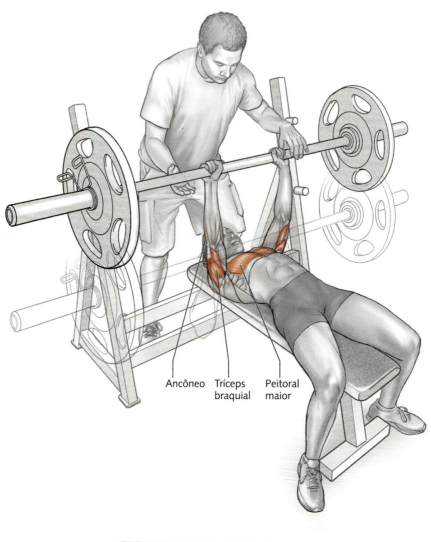

Ancôneo Tríceps Peitoral
         braquial maior

Dica de segurança: Tenha sempre o acompanhamento de um *spotter* (observador assistente) durante a execução deste exercício.

Execução

1. Deite-se em decúbito dorsal sobre um banco de musculação com os joelhos flexionados em 90° e os dois pés apoiados no solo.
2. Segure a barra, contornando-a com os polegares e as mãos aproximadas (próximo à região mediana do tórax).
3. Retraia as escápulas a fim de criar uma plataforma de empuxo. Estenda os cotovelos para levantar a barra até o nível dos olhos.

4. Abaixe lentamente a barra, controlando sua descida, à medida que flexiona os cotovelos e mantém os braços a 45° do tronco. A barra deve descer até tocar a porção média do tórax (nível dos mamilos). Não dê impulso para levantar a barra.
5. Com expiração lenta e controlada, levante a barra para afastá-la do tórax. Mantenha a região lombar apoiada no banco.
6. Estenda os cotovelos até a posição inicial enquanto mantém o ângulo de 45° entre o braço e o tronco.
7. Execute a quantidade recomendada de repetições.

Músculos envolvidos

Primários: tríceps braquial, peitoral maior
Secundários: peitoral menor, deltoide (parte clavicular), ancôneo

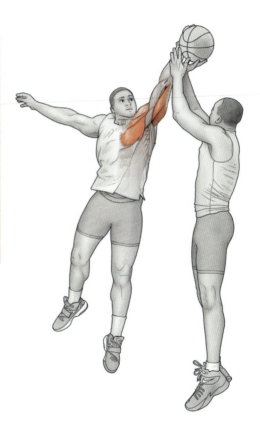

Enfoque no basquete

Este exercício é semelhante ao supino reto tradicional, mas concentra-se mais no trabalho do tríceps braquial e do peitoral maior. O supino reto com pegada estreita o ajuda a desenvolver força a fim de se posicionar para bloquear um arremesso ou desviar de um adversário que tenta roubar-lhe a bola. Este exercício desenvolve força na parte superior do corpo para que você se torne mais forte e mais explosivo ao executar um passe de peito.

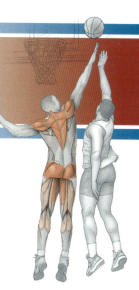

CAPÍTULO 6
TREINAMENTO EXPLOSIVO COM PESOS PARA JOGAR ACIMA DA CESTA

Treinamento de força explosiva é sinônimo de capacidade de gerar potência. A qualidade do trabalho diz respeito à produção de uma força que provoca deslocamento, como se um músculo gerasse força para deslocar um peso por uma determinada distância. O trabalho não tem nada a ver com a duração das forças musculares que causam o deslocamento. O valor da força é expresso na seguinte fórmula:

$$trabalho = força \times distância$$

Ao levantar grandes pesos, como nos movimentos de força do agachamento, levantamento terra e supino, você não precisa considerar o elemento tempo para concluir a repetição. Por outro lado, a potência depende do fator tempo para que a repetição seja concluída. A fórmula da potência é:

$$potência = (força \times distância) / tempo$$

Portanto, ao treinar com pesos para desenvolver força explosiva, você tem que executar esses tipos de exercícios em um período de tempo muito curto. Apesar de dois exercícios diferentes poderem envolver a mesma quantidade de trabalho, aquele executado no período de tempo mais curto (na velocidade mais alta) gera a maior potência. A capacidade de produzir força muito rapidamente também ocorre no maior nível da taxa de desenvolvimento de força (TDF). A TDF de um músculo é o grau máximo de aumento da força gerada durante a fase inicial de uma contração muscular. A TDF é imprescindível para o sucesso no esporte. A maioria das habilidades esportivas é realizada em um período curto de tempo (200 a 300 ms); o tempo para produzir força muscular máxima pode demorar até 500 milissegundos. Dessa forma, o atleta mais forte de uma equipe nem sempre pode ser tão eficaz quanto o atleta mais potente (ver Fig. 6.1). Por exemplo, como há um tempo limitado para ultrapassar um adversário ou saltar mais alto que ele, um atleta que puder gerar força muscular de forma rápida terá vantagem sobre o adversário que talvez seja mais forte, porém mais lento na produção de força muscular.

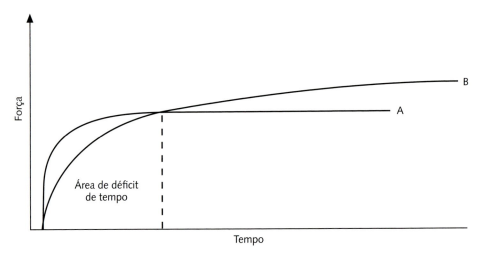

Figura 6.1 Registros da força em função do tempo de dois atletas, A e B. Na área de déficit de tempo, o atleta A é mais forte que o B.
Reproduzido com permissão de V.M. Zatsiorsky e W.J. Kraemer, 2006, *Science and practice of strength training*, 2.ed. (Champaign, IL: Human Kinetics), 28.

As melhorias constantes na qualidade física da força nem sempre são benéficas para o desempenho atlético e, em um determinado momento do programa de treinamento, o foco deve mudar da força para a potência a fim de que se alcance o desempenho ideal. Você deve estar certo de já ter estabelecido uma sólida base de força antes de se dedicar a exercícios para potência.

Este capítulo trata de exercícios que aumentam a capacidade de produzir força em um período curto de tempo, elevando consequentemente a potência. Note que, em todos os exercícios descritos neste capítulo, o deslocamento vertical da barra ocorre em decorrência de esforços dos membros inferiores (incluindo os quadris) e não pela tração com os membros superiores.

Os exercícios deste capítulo são:

Kettlebell swing
Puxada alta de arranco com a barra suspensa
Puxada alta de arremesso com a barra suspensa
Arranco com a barra suspensa
Arranco do solo
Metida ao peito com a barra suspensa

KETTLEBELL SWING

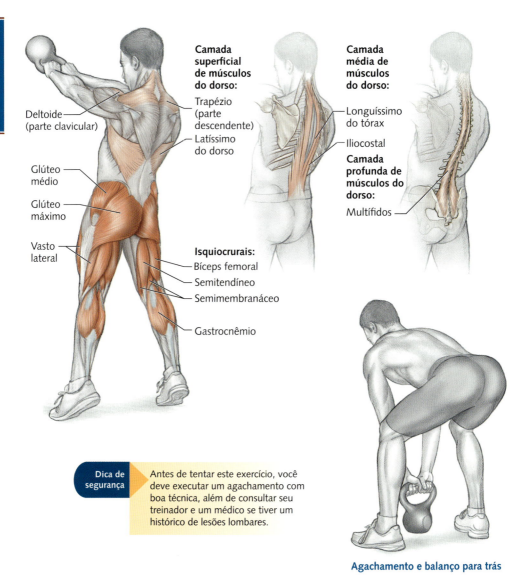

Agachamento e balanço para trás

Dica de segurança: Antes de tentar este exercício, você deve executar um agachamento com boa técnica, além de consultar seu treinador e um médico se tiver um histórico de lesões lombares.

Execução

1. Fique em pé e, com os membros superiores relaxados na frente do corpo, segure uma *kettlebell* (bola de ferro) com as duas mãos entre os membros inferiores. Posicione-se com os pés mais afastados que a largura dos ombros e os dedos dos pés ligeiramente voltados para a lateral.
2. Agache, mantendo o dorso reto, com a face e o olhar voltados para a frente. Retraia os quadris enquanto agacha até que a *kettlebell* esteja bem afastada da virilha entre os membros inferiores.

3. Para iniciar o balanço (*swing*), pressione os antebraços contra a virilha à medida que a *kettlebell* se projeta atrás de você. No momento em que ela alcançar o ponto mais distante entre os membros inferiores, estenda os quadris para cima e impulsione-os para a frente. Isso promoverá a extensão do tronco até a posição vertical e a *kettlebell* descreverá um arco para a frente e para cima.
4. À medida que a *kettlebell* se desloca para a frente, estenda completamente os membros superiores até ela chegar ao nível do tórax. Não use os membros superiores para mover a *kettlebell*. O impulso proveniente dos membros inferiores (incluindo os quadris) inicia o movimento.
5. Após a *kettlebell* ter alcançado o nível torácico ideal, deixe-a retornar em seu arco de movimento enquanto você agacha levemente, mantendo os quadris retraídos e o dorso em posição neutra.
6. Execute a quantidade recomendada de repetições.

Músculos envolvidos

Primários: glúteo máximo, glúteo médio, isquiocrurais (semitendíneo, bíceps femoral, semimembranáceo), quadríceps femoral (reto femoral, vasto lateral, vasto medial, vasto intermédio), gastrocnêmio

Secundários: deltoide (parte clavicular), multífidos, longuíssimo do tórax, iliocostal, latíssimo do dorso, trapézio (parte descendente)

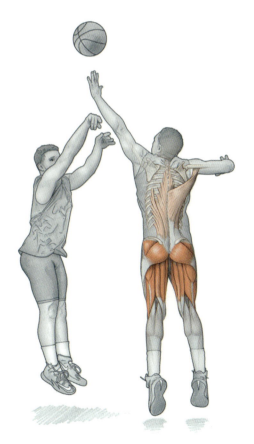

Enfoque no basquete

O *kettlebell swing* é um bom exercício introdutório para ensinar impulsão de quadris em atletas e por seu padrão de movimento de extensão tripla (extensão de tornozelos, joelhos e quadris) que ajuda no ensino da progressão em exercícios de levantamento de peso olímpico. A extensão tripla é um componente importante da corrida e do salto. Este exercício o ensina a gerar forças maiores no solo ao perseguir um adversário ou saltar para um rebote. Um bom potencial explosivo na quadra permite que você se mova mais rapidamente e salte mais alto que o adversário.

PUXADA ALTA DE ARRANCO COM A BARRA SUSPENSA

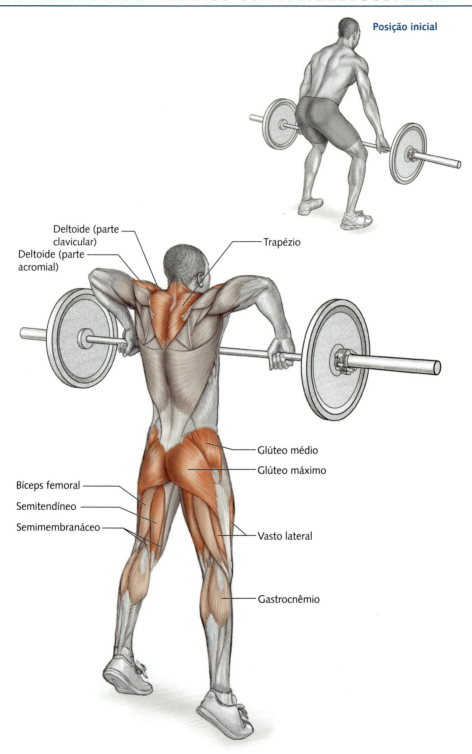

Posição inicial

Execução

1. Segure a barra com as mãos bem mais afastadas que a largura dos ombros. Apoie-a sobre a parte média das coxas, pouco acima dos joelhos. Os ombros devem estar aproximadamente acima da barra (de frente para ela), com os joelhos flexionados, o dorso plano e a face voltada para a frente.
2. Comece estendendo os membros inferiores a fim de puxar a barra para cima, enquanto impulsiona os quadris para a frente e flexiona os cotovelos para levantá-la em direção aos ombros. Mantenha a barra junto ao corpo e não permita que oscile e se distancie de você durante esse processo.
3. A barra deve ser levantada até aproximadamente o nível do tórax e, ao atingir a altura máxima, os tornozelos, os joelhos e os quadris devem estar completamente estendidos.
4. No momento em que a barra chegar ao nível mais alto, desacelere o movimento e abaixe-a até a posição inicial, à medida que flexiona os joelhos e retrai os quadris.
5. Execute a quantidade recomendada de repetições.

Músculos envolvidos

Primários: glúteo máximo, glúteo médio, semitendíneo, vasto lateral, vasto medial, vasto intermédio, trapézio, deltoide (partes acromial e clavicular)

Secundários: gastrocnêmio, bíceps femoral, semimembranáceo, reto femoral

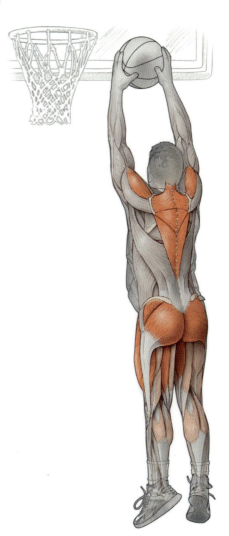

Enfoque no basquete

A puxada alta de arranco é um bom exercício para aprender antes de iniciar o exercício de arranco. Como ocorre com qualquer outra habilidade, a prática e a técnica são componentes importantes para aprimorar este exercício. A força produzida ao executar a tração do arranco pode melhorar as habilidades de salto. Essa atividade rápida e explosiva também o preparará para ser mais explosivo na quadra.

PUXADA ALTA DE ARREMESSO COM A BARRA SUSPENSA

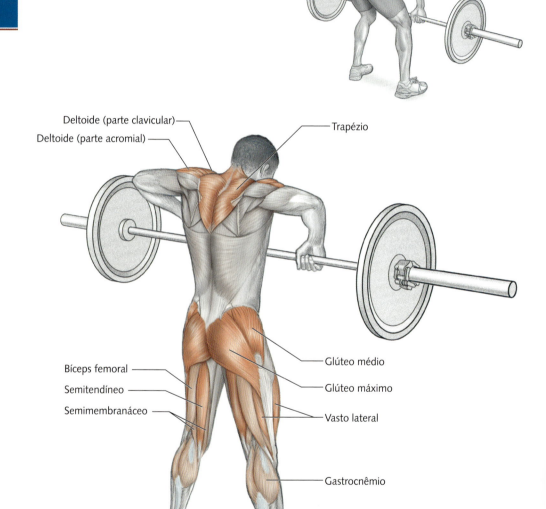

Execução

1. Segure a barra com as mãos junto à lateral dos joelhos. Apoie-a sobre a parte média das coxas, pouco acima dos joelhos, com os ombros posicionados aproximadamente acima da barra (de frente para ela), joelhos levemente flexionados, dorso plano e face voltada para a frente.
2. Comece estendendo os membros inferiores (incluindo os quadris) a fim de levantar a barra, mantendo-a junto ao corpo à medida que flexiona os cotovelos.
3. A barra deve ser levantada até o nível do tórax ou um pouco abaixo e, ao atingir a altura máxima, os tornozelos, os joelhos e os quadris devem estar completamente estendidos.
4. No momento em que a barra chegar ao nível mais alto, desacelere o movimento e abaixe-a até a posição inicial à medida que flexiona os joelhos e retrai os quadris.
5. Execute a quantidade recomendada de repetições.

Músculos envolvidos

Primários: glúteo máximo, glúteo médio, semitendíneo, vasto lateral, vasto medial, vasto intermédio, trapézio, deltoide (partes acromial e clavicular)

Secundários: gastrocnêmio, bíceps femoral, semimembranáceo, reto femoral

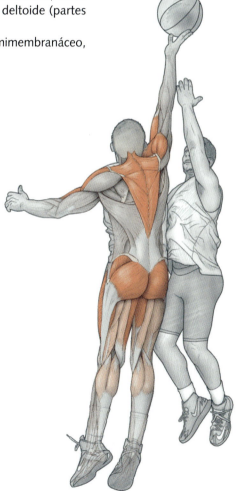

Enfoque no basquete

Semelhante à puxada alta de arranco, este é um bom exercício a ser executado antes de iniciar o arremesso. Embora os exercícios sejam similares, a modificação da pegada e da intensidade de peso oferece uma variante de treinamento que ajudará a desenvolver uma adaptação positiva a ele. Como ocorre com qualquer outra habilidade, a prática e a técnica são componentes importantes para aprimorar este exercício. A puxada alta de arremesso o ensina a desenvolver a força no solo e ser mais explosivo, habilidades necessárias para o salto e a aceleração.

ARRANCO COM A BARRA SUSPENSA

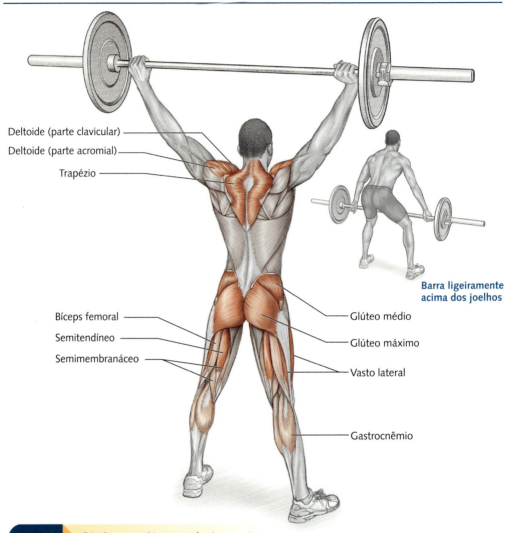

Deltoide (parte clavicular)
Deltoide (parte acromial)
Trapézio
Bíceps femoral
Semitendíneo
Semimembranáceo
Glúteo médio
Glúteo máximo
Vasto lateral
Gastrocnêmio

Barra ligeiramente acima dos joelhos

Dica de segurança — Este é um exercício avançado. Ao executar levantamento de peso olímpico, concentre-se para manter a postura adequada. A quantidade de peso levantada não deve ser a prioridade, especialmente se você é iniciante. Com o aprimoramento da técnica, aumente a carga de forma segura e adequada.

Execução

1. Aproxime-se da barra e segure-a com as mãos bem mais afastadas que a largura dos ombros. Apoie-a sobre a parte média das coxas, pouco acima dos joelhos.
2. Após levantar a barra, assuma uma postura ereta com os joelhos levemente flexionados.

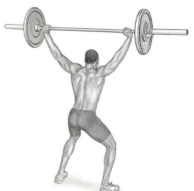

Extensão tripla e elevação de ombros

3. Retraindo os quadris sem alterar a angulação dos joelhos, abaixe a barra até a posição ligeiramente acima dos joelhos.
4. O tórax deve ficar acima da barra e de frente para ela. Mantenha a parte superior do dorso plana e a região lombar em posição neutra. Deixe os membros superiores relaxados e completamente estendidos.
5. Estenda rapidamente os membros inferiores à medida que os quadris se movem para a frente, e continue mantendo os joelhos flexionados, pois isso permitirá que a barra deslize para cima contra a face anterior das coxas.
6. Estenda os joelhos e os tornozelos até o final e eleve rapidamente os ombros, de modo que a barra seja levantada em trajetória vertical.
7. No momento em que a barra chegar ao nível mais alto, abaixe-se ligeiramente à medida que flexiona os joelhos. Conclua o exercício estendendo os membros superiores para receber a barra à medida que ela se desloca acima e levemente atrás da cabeça.
8. Execute a quantidade recomendada de repetições.

Músculos envolvidos

Primários: glúteo máximo, glúteo médio, semitendíneo, vasto lateral, vasto medial, vasto intermédio, trapézio, deltoide (partes acromial e clavicular)

Secundários: gastrocnêmio, bíceps femoral, semimembranáceo, reto femoral

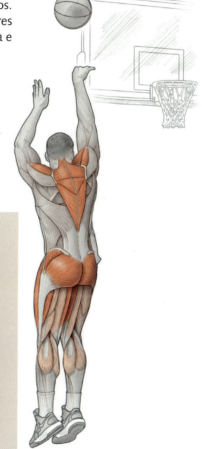

Enfoque no basquete

O arranco com a barra suspensa é um exercício avançado. Ao realizá-lo pela primeira vez, utilize pouca carga ou uma barra sem pesos a fim de dominar a postura e gerar uma via de percurso rápida e correta para a barra. Este exercício desenvolve força explosiva e global do corpo. Além disso, ele auxilia na estabilidade do ombro e na força do *core*, pois você tem que estabilizar o peso da barra à medida que ela é levantada acima da cabeça. A estabilidade do ombro e a força do *core* são importantes para a manutenção da postura fora do solo. O movimento explosivo do arranco simula aquele dos arremessos com salto e dos rebotes.

VARIAÇÃO

Arranco da caixa

Antes de começar, posicione a barra sobre caixas de diferentes alturas (6 a 30 cm). A altura da caixa pode ser adaptada à posição da barra. As caixas podem ser empilhadas umas sobre as outras para ajustar a posição da barra acima dos joelhos, no mesmo nível ou abaixo delas. Iniciar exercícios com caixas de diferentes alturas o ensinará a explodir a partir de uma posição imóvel.

ARRANCO DO SOLO

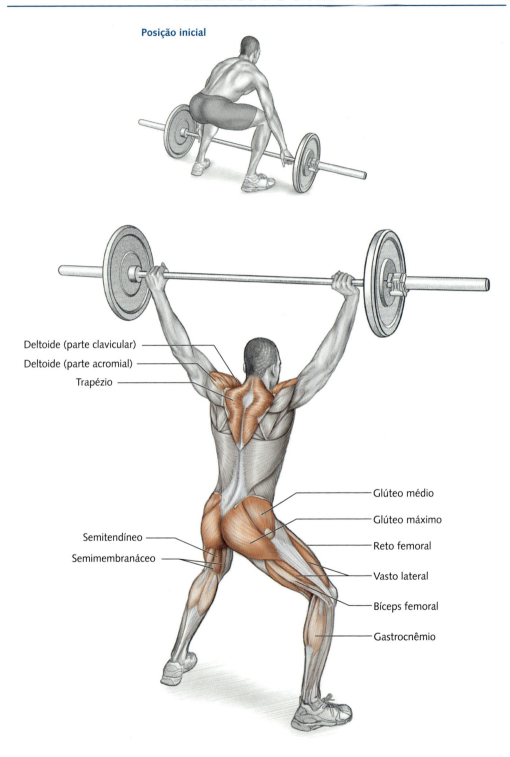

Execução

1. Aproxime-se da barra e segure-a com as mãos bem mais afastadas que a largura dos ombros.
2. Levante a barra do solo elevando simultaneamente os quadris e os ombros. A barra deve permanecer junto ao corpo até chegar pouco acima dos joelhos.
3. O tórax deve ficar acima da barra e de frente para ela. Mantenha a parte superior do dorso plana e a região lombar em posição neutra. Deixe os membros superiores relaxados e completamente estendidos.
4. Estenda rapidamente os membros inferiores à medida que os quadris se movem para a frente. Mantenha os joelhos flexionados à medida que a barra desliza para cima contra a face anterior das coxas.
5. Estenda os joelhos e os tornozelos até o final e eleve rapidamente os ombros, de modo que a barra seja levantada em trajetória vertical.
6. No momento em que a barra chegar ao nível mais alto, abaixe-se ligeiramente à medida que flexiona os joelhos. Conclua o exercício estendendo os membros superiores para receber a barra à medida que ela se desloca acima e levemente atrás da cabeça.
7. Execute a quantidade recomendada de repetições.

Músculos envolvidos

Primários: glúteo máximo, glúteo médio, semitendíneo, vasto lateral, vasto medial, vasto intermédio, trapézio, deltoide (partes acromial e clavicular)

Secundários: gastrocnêmio, bíceps femoral, semimembranáceo, reto femoral

Enfoque no basquete

Este exercício, que se inicia com a barra no solo, constitui a variação mais avançada de arranco. Essa posição pode ser difícil para os atletas mais altos porque exige grande mobilidade articular e flexibilidade muscular para manter a postura na posição inicial. Se você é capaz de assumir essa posição, seus quadris e ombros devem elevar-se simultaneamente para iniciar a primeira puxada do exercício. À medida que você começa a levantar-se, a barra deve permanecer junto ao corpo até chegar acima dos joelhos.

Levantar pesos do solo o ajudará na capacidade de acelerar. Pense nisso como um piloto de corrida de automóveis Nascar. À medida que o carro se move pela pista, o piloto acelera quando precisa ultrapassar um adversário. Portanto, há um movimento preparatório (movimentação pela pista de corrida) antes do momento da aceleração. Ao levantar a barra do solo, ocorre um movimento preparatório lento de tração da barra até o nível dos joelhos, a partir do qual tem início o movimento explosivo aceleratório.

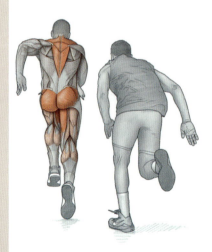

METIDA AO PEITO COM A BARRA SUSPENSA

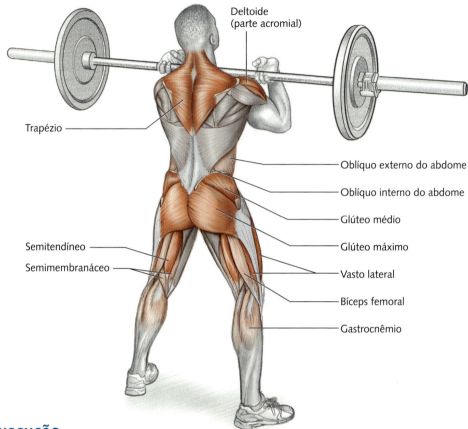

Execução

1. Aproxime-se da barra e segure-a com as mãos junto à lateral dos joelhos.
2. À medida que levanta a barra, flexione levemente os joelhos.
3. Retraindo os quadris sem alterar a angulação dos joelhos, abaixe a barra até a posição ligeiramente acima dos joelhos.
4. O tórax deve ficar acima da barra e de frente para ela. Mantenha a parte superior do dorso plana e a região lombar levemente arqueada. Deixe os membros superiores relaxados e completamente estendidos.
5. Mova os quadris para cima e para a frente e continue mantendo os joelhos ligeiramente flexionados a fim de permitir que a barra deslize para cima contra a face anterior das coxas.
6. Estenda os joelhos e os tornozelos até o final e eleve rapidamente os ombros, de modo que a barra seja levantada em trajetória vertical.

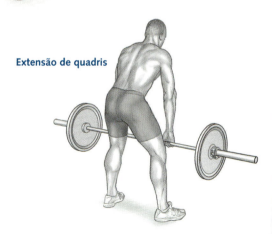

Extensão de quadris

7. Para receber a barra no momento em que ele chegar ao nível mais alto, movimente os cotovelos para cima e medialmente. Apoie a barra sobre os ombros e as clavículas.
8. Execute a quantidade recomendada de repetições.

Músculos envolvidos

Primários: glúteo máximo, glúteo médio, semitendíneo, vasto lateral, vasto medial, vasto intermédio, trapézio, deltoide (partes acromial e clavicular)

Secundários: gastrocnêmio, bíceps femoral, semimembranáceo, reto femoral, reto do abdome, oblíquo interno do abdome, oblíquo externo do abdome

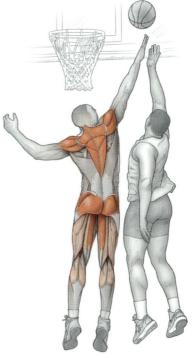

Enfoque no basquete

Semelhante ao arranco, este é um exercício avançado que exige técnica adequada. Ao realizá-lo pela primeira vez, utilize pouca carga ou barra sem pesos a fim de dominar a postura e gerar uma via rápida de percurso para a barra. Este exercício desenvolve força explosiva e global do corpo. À medida que se torna proficiente neste exercício, você desenvolve a aptidão de gerar maior força no solo, que irá melhorar sua capacidade de saltar mais alto e acelerar mais rápido. A metida ao peito é um exercício corporal global que trabalha os quadríceps femorais, os isquiocrurais e os músculos abdominais a fim de estabilizar o peso que incide na área superior dos ombros. Isso é importante para suportar o contato físico quando seu corpo está no ar, como ao tentar uma bandeja ou disputar um rebote.

VARIAÇÕES

Metida ao peito da caixa

Como foi descrito no exercício arranco da caixa, a altura desse objeto pode ser adaptada àquela que a barra deve ficar. As caixas podem ser ajustadas para que a barra fique posicionada inicialmente acima dos joelhos, no mesmo nível ou abaixo deles.

Metida ao peito do solo

Este exercício, que se inicia com a barra no solo, constitui a variação mais avançada de metida ao peito. Essa posição pode ser difícil para os atletas mais altos porque exige maior mobilidade articular e flexibilidade muscular para manter a posição inicial. Se você é capaz de assumir essa posição, seus quadris e ombros devem elevar-se simultaneamente para iniciar a primeira puxada. À medida que você começa a levantar-se, a barra deve permanecer junto ao corpo até chegar acima dos joelhos. Executar este exercício a partir do solo requer grande proficiência técnica, assim como maior contribuição de força antes da transição para o momento de liberação da força explosiva.

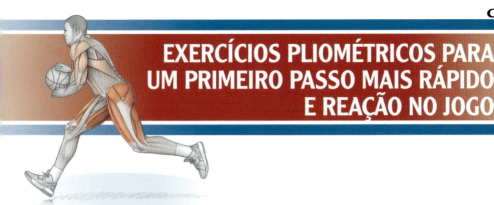

CAPÍTULO 7
EXERCÍCIOS PLIOMÉTRICOS PARA UM PRIMEIRO PASSO MAIS RÁPIDO E REAÇÃO NO JOGO

Durante a competição, o jogador que salta mais alto e se move mais rápido terá uma clara vantagem sobre o adversário. Um método de treinamento que aumenta a aptidão física é o exercício pliométrico. Esse tipo de atividade envolve um pré-alongamento (contração muscular excêntrica) da unidade músculo-tendão seguido imediatamente por um rápido encurtamento (contração muscular concêntrica) da mesma unidade. Esse processo ocorre durante o ciclo alongamento-encurtamento (CAE) e é parte essencial do processo de treinamento pliométrico. Quando os exercícios pliométricos são realizados de forma adequada, o CAE aumenta a capacidade de produção de força máxima pela unidade músculo-tendão em um tempo muito curto.

Depois de tentar um arremesso com salto e perdê-lo, ao aterrissar, você pode imediatamente saltar mais uma vez a fim de pegar o rebote. Ao aterrissar do salto inicial, os músculos dos membros inferiores, incluindo o quadríceps femoral e o gastrocnêmio, estiram-se na medida em que são alongados (os quadris e os joelhos flexionam enquanto os tornozelos são dorsifletidos) e em seguida encurtam-se quando ocorre o salto imediatamente subsequente durante a tentativa de pegar o rebote. Durante esse processo, há uma breve transição do alongamento excêntrico dos músculos para seu subsequente encurtamento concêntrico (contração), conhecida como fase de amortização.

A fase de amortização é um estágio aparentemente isométrico de atividade muscular durante o qual a transmissão da energia potencial que ocorre durante o alongamento muscular é transferida como energia cinética para ser utilizada na contração muscular durante o desempenho atlético. A fase de amortização é fundamental para o sucesso do treinamento pliométrico. Quanto maior for o tempo gasto no solo durante a fase de amortização, maior será a energia potencial perdida como calor na execução do exercício. Por isso, durante atividades pliométricas, a velocidade, não o comprimento, em que a unidade músculo-tendão é alongada, resulta em trabalho muscular mais potente. A rapidez com que ocorre o alongamento é um fator que determina a quantidade de energia disponível para a contração muscular explosiva desejada.

Os exercícios pliométricos têm superado as diferenças entre os níveis de força máxima e a potência e velocidade relacionadas ao esporte. Você precisa de uma boa base de força e não ter lesões antes de iniciar o treinamento pliométrico. Esteja ciente também de que o aprimoramento ideal para o desempenho atlético inclui a combinação dos treinamentos de força e potência. O treinamento de potência melhorará a capacidade atlética mais do que o treinamento de força isoladamente.

Os exercícios deste capítulo são:

Exercícios pliométricos para a parte inferior do corpo

Salto grupado
Salto de obstáculos com apoio unipodal
Salto em profundidade ao arremesso com salto
Salto com caixas em série
Salto de patinador
Salto com afundo à corrida

Exercícios pliométricos para a parte superior do corpo

Giro de pivô ao passe de peito com bola medicinal
Arremesso de bola medicinal contra o solo ao salto vertical
Flexão no solo com bola medicinal

SALTO GRUPADO

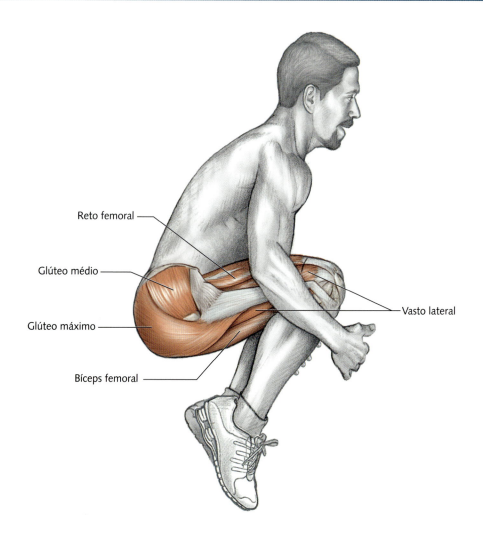

Execução

1. Fique em pé com os pés ligeiramente mais afastados do que a largura dos ombros. Posicione os membros superiores ao lado do corpo.
2. Flexione os joelhos, os quadris e o tronco, agache devagar e execute imediatamente um salto vertical estendendo rápido o corpo enquanto lança os membros superiores para cima. Eleve os dois joelhos em direção ao tórax (os quadris e os joelhos devem estar flexionados em 90°) enquanto os abraça.
3. Libere os membros superiores à medida que estende o corpo. Aterrisse suavemente permitindo a flexão dos joelhos, dos quadris e do tronco a fim de reduzir o impacto. Repita rapidamente e execute o salto flexionando os joelhos, os quadris e o tronco.
4. Execute a quantidade recomendada de repetições.

Músculos envolvidos

Primários no salto: glúteo máximo, glúteo médio, quadríceps femoral (reto femoral, vasto lateral, vasto medial, vasto intermédio)

Primários na aterrissagem: glúteo máximo, glúteo médio, quadríceps femoral (reto femoral, vasto lateral, vasto medial, vasto intermédio), isquiocrurais (bíceps femoral, semimembranáceo, semitendíneo)

Enfoque no basquete

O salto grupado aumentará sua capacidade de saltar mais alto e reagir de forma mais rápida ao subir para um rebote. O salto é um componente vital de outras habilidades do basquete, como ao realizar uma bandeja, um bloqueio de um arremesso ou uma enterrada. Músculos quadríceps femorais, isquiocrurais e gastrocnêmios fortes o ajudarão a saltar mais alto. O exercício básico de salto grupado aumentará sua força e a capacidade de reagir rapidamente.

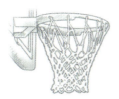
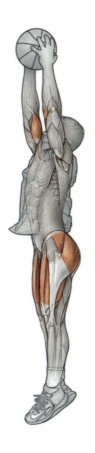

SALTO DE OBSTÁCULOS COM APOIO UNIPODAL

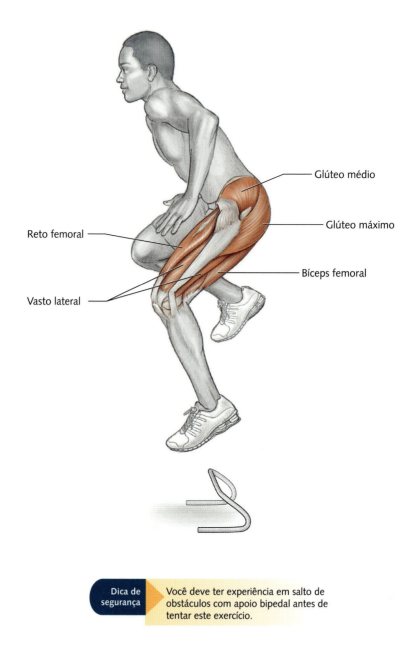

Glúteo médio
Glúteo máximo
Reto femoral
Bíceps femoral
Vasto lateral

Dica de segurança: Você deve ter experiência em salto de obstáculos com apoio bipedal antes de tentar este exercício.

Execução

1. Escolha obstáculos com altura adequada para este exercício (15-30 cm). Coloque 3 a 5 obstáculos em linha reta, com cerca de 60-90 cm entre eles.
2. Fique em posição ereta, apoiado sobre um pé direcionado para a frente e alinhado com os ombros. Posicione os membros superiores ao lado do corpo.

3. Flexionando o joelho do membro de apoio, assim como os quadris e o tronco, agache devagar e execute imediatamente um salto vertical com esse membro. Estenda o corpo de forma rápida, enquanto lança os membros superiores para cima, a fim de impulsionar seu corpo sobre o obstáculo.
4. Aterrisse de forma suave ao tocar o solo com o mesmo membro, flexionando levemente o joelho, os quadris e o tronco a fim de absorver as forças. Após a aterrissagem, salte imediatamente sobre o próximo obstáculo com o mesmo membro. Execute as repetições recomendadas ou utilize a quantidade necessária de obstáculos. Repita o exercício com o membro inferior oposto.

Músculos envolvidos

Primários no salto: glúteo máximo, glúteo médio, quadríceps femoral (reto femoral, vasto lateral, vasto intermédio, vasto medial)

Primários na aterrissagem: glúteo máximo, glúteo médio, quadríceps femoral (reto femoral, vasto lateral, vasto intermédio, vasto medial), isquiocrurais (bíceps femoral, semimembranáceo, semitendíneo)

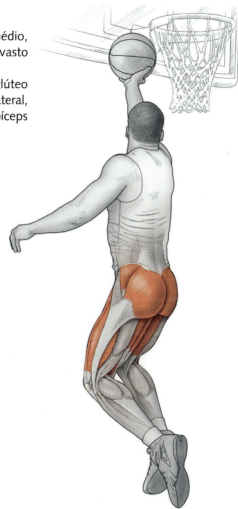

Enfoque no basquete

O salto de obstáculos com apoio unipodal aumenta a capacidade de executar um salto rápido a partir do solo. Isso o ajudará a impulsionar-se com maior rapidez ao executar uma bandeja ou rebote. A explosividade é necessária no basquete ao saltar com um único membro. Se não houver obstáculos disponíveis, você poderá executar este exercício sem eles saltando para a frente o máximo que puder.

VARIAÇÃO

Salto de obstáculos com apoio bipedal

Execute o mesmo exercício, porém utilize os dois membros inferiores para impulsionar seu corpo sobre o obstáculo.

SALTO EM PROFUNDIDADE AO ARREMESSO COM SALTO

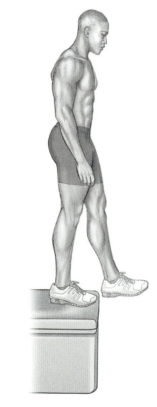

Em pé sobre a caixa

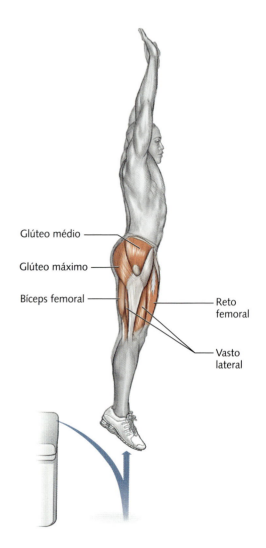

Execução

1. Fique em pé sobre uma caixa de altura preestabelecida (30-75 cm) de acordo com a força e a capacidade atlética. Posicione-se próximo da borda da caixa e dê um passo à frente (sem saltar) para descer ao solo.
2. Toque o solo com os dois pés ao mesmo tempo e, logo em seguida, salte rapidamente para simular um arremesso com salto.
3. Realize as repetições recomendadas ou execute o exercício pelo tempo determinado.

Músculos envolvidos

Primários no salto: glúteo máximo, glúteo médio, quadríceps femoral (reto femoral, vasto lateral, vasto intermédio, vasto medial)

Primários na aterrissagem: glúteo máximo, glúteo médio, quadríceps femoral (reto femoral, vasto lateral, vasto intermédio, vasto medial), isquiocrurais (bíceps femoral, semimembranáceo, semitendíneo)

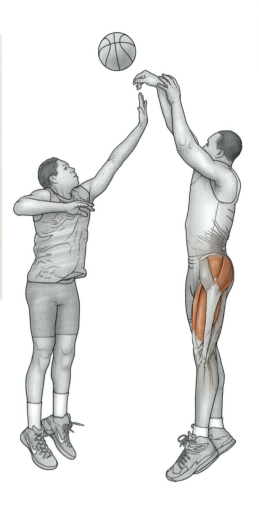

Enfoque no basquete

Este exercício aumentará a capacidade de arremessar sobre um adversário na medida em que simula um arremesso com salto. Escolha uma caixa de altura apropriada até que você desenvolva força e capacidade atlética significativas. O salto de certa altura o ajudará a desacelerar, pelo alongamento do quadríceps femoral e do gastrocnêmio, e também a aplicar uma força no solo a fim de saltar o mais alto possível. A simulação do arremesso com salto aumenta a capacidade de reproduzir ações específicas do jogo.

VARIAÇÃO

Salto em profundidade de caixa baixa ao arremesso com salto

Execute o mesmo exercício com uma caixa baixa até desenvolver força e capacidade atlética significativas.

SALTO COM CAIXAS EM SÉRIE

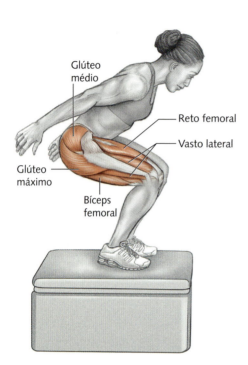
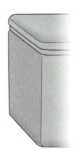

Execução

1. Fique em pé, de frente para uma fileira com caixas (geralmente duas a quatro) de altura pre-estabelecida (30-75 cm) de acordo com a força e a capacidade atlética. Posicione-se a 30-60 cm da primeira caixa com os pés afastados aproximadamente na largura dos ombros.
2. Flexionando os joelhos, os quadris e o tronco, desça devagar até o solo e execute logo em seguida um salto sobre a primeira caixa à medida que estende rapidamente o corpo e lança os membros superiores para cima. Aterrisse de forma suave sobre a caixa, flexionando levemente os joelhos, os quadris e o tronco a fim de reduzir as forças do impacto.
3. Depois de aterrissar sobre a primeira caixa, salte imediatamente para o solo. Ao tocá-lo, salte rapidamente sobre a próxima caixa e continue esse processo pela quantidade de caixas dispostas.

Músculos envolvidos

Primários no salto: glúteo máximo, glúteo médio, quadríceps femoral (reto femoral, vasto lateral, vasto intermédio, vasto medial)

Primários na aterrissagem: glúteo máximo, glúteo médio, quadríceps femoral (reto femoral, vasto lateral, vasto intermédio, vasto medial), isquiocrurais (bíceps femoral, semimembranáceo, semitendíneo)

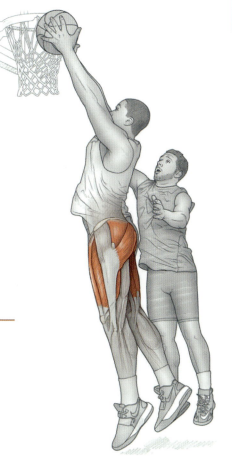

Enfoque no basquete

Este exercício o ajudará a desenvolver uma reação mais rápida a partir do solo de modo que possa saltar mais alto nos rebotes e nos arremessos com salto, além de melhorar a agilidade na quadra. A explosividade a partir do solo lhe permite superar o adversário em direção à cesta e ao correr para dominar uma bola perdida. A reação mais rápida a partir do solo também o ajudará ao mudar de direção para evitar um defensor ou ao tentar um *drop step* [1] para passar a bola.

VARIAÇÃO

Salto longo

Simule o mesmo exercício, porém salte mais longe. Execute três ou quatro saltos, concentrando-se para executá-los de forma rápida a partir do solo.

---

[1] N.T.: movimento em que o jogador, de costas para a cesta, dá um passo para trás, criando uma alavanca para girar e arremessar.

SALTO DE PATINADOR

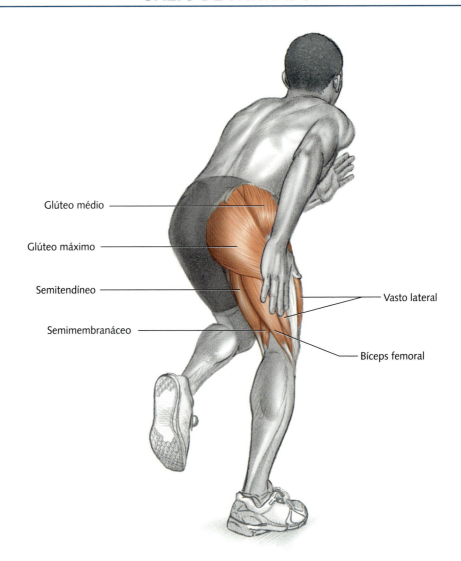

Execução

1. Fique em posição ereta, apoiado sobre o membro inferior direito, com o membro esquerdo posicionado atrás dele e o respectivo pé tocando o solo.
2. Flexionando o joelho e o quadril do membro inferior direito, salte para o lado esquerdo e aterrisse suavemente sobre o membro desse lado enquanto flexiona o joelho e o quadril desse membro.
3. Logo após a aterrissagem, leve o membro inferior direito para trás do esquerdo até a extremidade do pé tocar o solo e salte imediatamente para o lado direito, aterrissando sobre o pé desse lado. A parte superior do corpo fica voltada para a frente durante todo o exercício.
4. Comece o exercício com pequenos saltos laterais e, em seguida, aumente a distância.
5. Execute a quantidade recomendada de repetições.

Músculos envolvidos

Primários no salto: glúteo máximo, glúteo médio, quadríceps femoral (reto femoral, vasto lateral, vasto intermédio, vasto medial), tensor da fáscia lata

Primários na aterrissagem: glúteo máximo, glúteo médio, quadríceps femoral (reto femoral, vasto lateral, vasto intermédio, vasto medial), tensor da fáscia lata, isquiocrurais (bíceps femoral, semimembranáceo, semitendíneo)

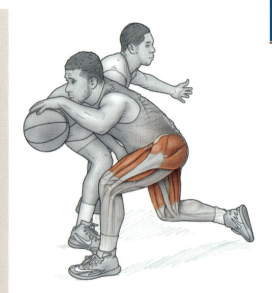

Enfoque no basquete

Este exercício aumentará sua capacidade de executar cortes rápidos na quadra e de se tornar mais explosivo em movimentos laterais. Você deve executar cortes rápidos para contornar um defensor e ser capaz de reagir rapidamente ao mudar de direção. Fortes músculos laterais do quadril – glúteo médio, glúteo máximo, vasto lateral e tensor da fáscia lata – o ajudarão a gerar mais força no solo a fim de evitar um defensor ao mudar rapidamente de direção ou para executar um *jab step*[2]. Essa musculatura fortalecida também o ajudará a evitar lesões no joelho, na medida em que absorve parte da força advinda desses movimentos rápidos de corte ou domínios de rebote.

---

[2] N.T.: movimento em que se dá um passo à frente, sem tirar o pé de apoio do solo.

SALTO COM AFUNDO À CORRIDA

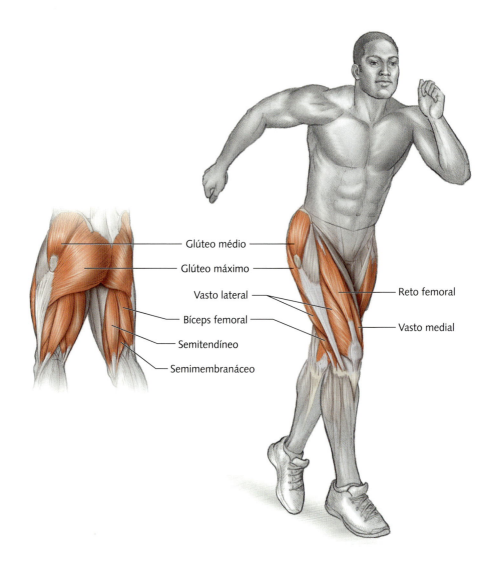

Execução

1. Assuma a posição de afundo, com o membro inferior estendido e o quadril e o joelho flexionados em 90° e os dedos do pé direcionados para frente. O membro recuado deve estar posicionado com o joelho flexionado em 90°, voltado para o solo e alinhado com os quadris e os ombros (posição de semiagachamento).
2. Levante-se e abaixe-se duas vezes sem deixar o solo e salte imediatamente para cima o mais alto possível, mantendo a posição de afundo. Os membros superiores devem ficar abaixo do nível dos ombros e as mãos apoiadas nos quadris para reforçar o uso dos membros inferiores.

3. Durante a aterrissagem, mantenha-se na posição de afundo, flexionando os joelhos para absorver as forças e correr imediatamente pela distância recomendada.
4. Continue o exercício alternando os membros inferiores, de acordo com a distância e a quantidade de repetições predeterminadas.

Músculos envolvidos

Primários no salto: glúteo máximo, glúteo médio, quadríceps femoral (reto femoral, vasto lateral, vasto intermédio, vasto medial)

Primários na aterrissagem: glúteo máximo, glúteo médio, quadríceps femoral (reto femoral, vasto lateral, vasto intermédio, vasto medial), isquiocrurais (bíceps femoral, semimembranáceo, semitendíneo)

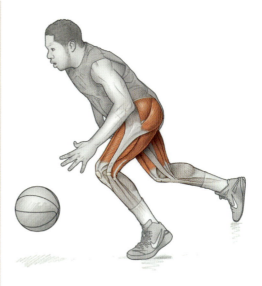

Enfoque no basquete

Este exercício o ajudará a desenvolver um primeiro passo mais rápido e ser mais explosivo ao correr na quadra. Em qualquer esporte, é fundamental ter um primeiro passo mais rápido para vencer um adversário. Este exercício simula a descida de um rebote e a rápida partida para o contra-ataque. Ele também o educa a utilizar ambos os membros inferiores para gerar força no solo e, em seguida, reagir com um movimento rápido de corrida para a frente. Ao passar da posição de afundo para a corrida, você é obrigado a usar o equilíbrio e o impulso para acelerar. A fim de evitar lesões, você precisa desenvolver a técnica adequada para executar o salto com afundo.

GIRO DE PIVÔ AO PASSE DE PEITO COM BOLA MEDICINAL

EXERCÍCIOS PLIOMÉTRICOS – PARTE SUPERIOR

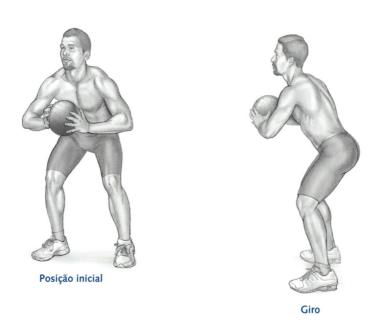

Posição inicial

Giro

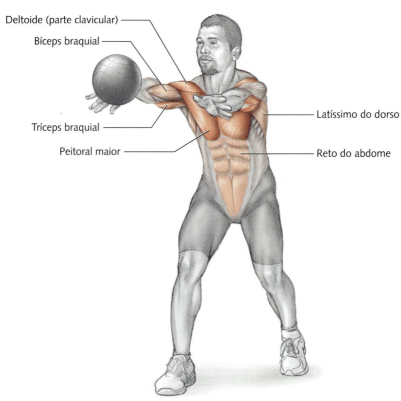

Deltoide (parte clavicular)
Bíceps braquial
Tríceps braquial
Peitoral maior
Latíssimo do dorso
Reto do abdome

Execução

1. Fique ereto, de frente para uma parede ou um parceiro, com os pés afastados aproximadamente na largura dos ombros. Segure uma bola medicinal com peso adequado. Ao preparar-se para o exercício, flexione ligeiramente os quadris e os joelhos.
2. Segure a bola medicinal junto ao tórax com os cotovelos flexionados. Apoiando-se sobre o pé direito, gire o corpo para esse lado e, em seguida, retorne imediatamente à posição inicial girando para a esquerda e para trás.
3. Estenda os dois membros superiores com força, à medida que arremessa a bola medicinal em direção à parede ou ao parceiro.
4. Desacelere o movimento da bola em direção ao tórax no momento em que ela voltar para você.
5. Execute a quantidade recomendada de repetições ou arremessos para os dois membros inferiores.

Músculos envolvidos

Primários: peitoral maior, peitoral menor, tríceps braquial, deltoide (parte clavicular)
Secundários: bíceps braquial, latíssimo do dorso, reto do abdome

Enfoque no basquete

Este exercício desenvolve um *jab step* rápido e um passe de peito explosivo. A geração de força na parte superior do corpo para passar a bola de maneira mais rápida lhe proporciona vantagem na preparação para o arremesso, evitando o defensor que tenta interceptar o passe. Trabalhar o movimento dos pés para mudar de direção e iludir o adversário permitirá uma transição mais fácil para a cesta.

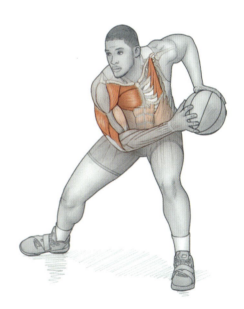

ARREMESSO DE BOLA MEDICINAL CONTRA O SOLO AO SALTO VERTICAL

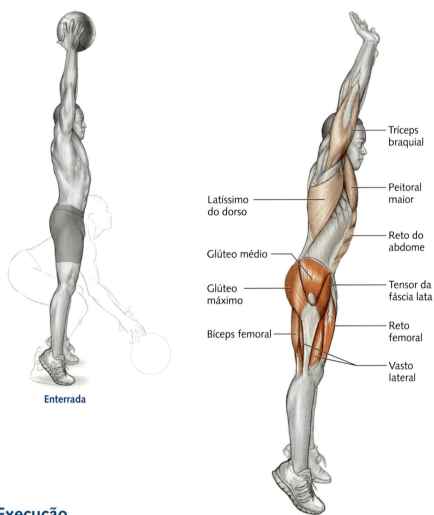

Enterrada

Execução

1. Fique em posição vertical com os pés afastados na largura dos ombros. Com as duas mãos, segure uma bola medicinal com peso adequado e estenda completamente os dois membros superiores acima da cabeça.
2. Levante o corpo sobre os coxins metatarsais ("bolas dos pés") e mantenha-se nessa posição por dois segundos. Arremesse a bola medicinal com força contra o solo, flexionando os joelhos ao mesmo tempo em que a bola é liberada.
3. No momento em que a bola arremessada toca o solo, salte imediatamente o mais alto possível.
4. Aterrisse suavemente em posição defensiva adequada.
5. Execute a quantidade recomendada de repetições ou arremessos.

Músculos envolvidos

Primários no salto: glúteo máximo, glúteo médio, quadríceps femoral (reto femoral, vasto lateral, vasto intermédio, vasto medial), tensor da fáscia lata

Primários na aterrissagem: glúteo máximo, glúteo médio, quadríceps femoral (reto femoral, vasto lateral, vasto intermédio, vasto medial), tensor da fáscia lata, isquiocrurais (bíceps femoral, semimembranáceo, semitendíneo)

Secundários: bíceps braquial, latíssimo do dorso, reto do abdome, peitoral maior, tríceps braquial, deltoide (parte clavicular)

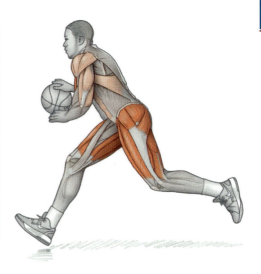

Enfoque no basquete

Este exercício desenvolve potência corporal global para que você salte mais alto e aumente a força do *core*, proporcionando-lhe maior potência ao infiltrar no garrafão. Isso é observado ao recuperar uma bola perdida no alto, aterrissar com ela e saltar novamente para uma enterrada. A reação com salto rápido a partir do solo lhe oferece vantagem por fazer você saltar mais alto que seu adversário.

FLEXÃO NO SOLO COM BOLA MEDICINAL

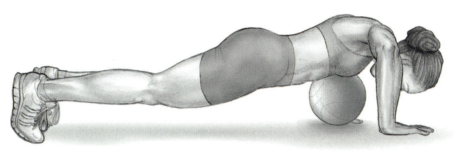

Abaixe o tórax em direção à bola

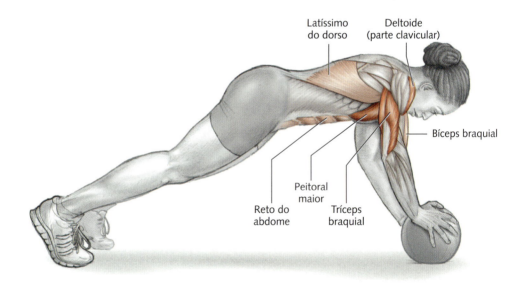

Execução

1. Fique em posição de flexão no solo com uma bola medicinal posicionada entre os braços e sob o tórax.
2. Comece a flexão abaixando o tórax em direção à bola medicinal até os dois se tocarem levemente.
3. No momento em que o tórax tocar a bola, imprima grande força com as mãos contra o solo a fim de levantar o corpo e apoie-as sobre a bola medicinal.
4. Ao abaixar o corpo e o tórax novamente tocar a bola, tire as mãos de cima dela com ímpeto e estabilize o corpo após aterrissar na posição inicial de flexão no solo.
5. Execute a quantidade recomendada de repetições.

Músculos envolvidos

Primários: peitoral maior, peitoral menor, tríceps braquial, deltoide (parte clavicular)
Secundários: bíceps braquial, latíssimo do dorso, reto do abdome

Enfoque no basquete

A força explosiva da parte superior do corpo o ajuda a passar a bola de maneira muito mais rápida. Uma parte superior do corpo fortalecida também ajuda a pegar rebotes e recuperar bolas perdidas. O ato de se defender e de impedir que o adversário pegue a bola no rebote exige que você se mantenha estável e que não seja tirado da posição. Quando ambas as mãos de dois jogadores estão sobre a bola após um rebote, o atleta com a parte superior do corpo mais forte tende a vencer a disputa.

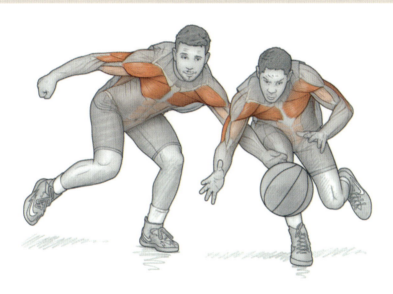

CAPÍTULO 8

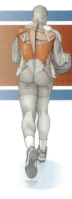

REABILITAÇÃO PARA RETORNAR AO JOGO EM CONDIÇÕES IDEAIS

Por conta das lesões variarem em gravidade e existir a possibilidade de lesão anatômica associada ou patologia preexistente, você deve solicitar o parecer de um médico especialista antes de iniciar um programa de reabilitação ou continuar o treinamento para melhoria do desempenho. Este capítulo discute os ambientes de assistência para patologias no tornozelo, joelho e ombro.

Entorses de tornozelo

Na população, as entorses ligamentares de tornozelo ocorrem a uma proporção de 30.000 por dia e são consideradas as lesões mais comuns do tornozelo e do pé relacionadas com o basquete. A maioria das entorses envolve o ligamento talofibular anterior (LTFA), o ligamento calcaneofibular (LCF) e o ligamento talofibular posterior (LTFP) (Fig. 8.1). Um mecanismo típico de lesão se dá pelo movimento combinado de flexão plantar do tornozelo e inversão do pé, que pode ser observado em uma aterrissagem sobre o pé do adversário. Essa posição vulnerável do pé e do tornozelo pode ser verificada durante a corrida e o salto, assim como em movimentos de corte. Sempre que acontecer uma entorse de tornozelo, um médico especialista deve avaliar a lesão e indicar o tratamento.

A gravidade de uma entorse de tornozelo é classificada de acordo com a fisiopatologia, o exame físico e a limitação funcional. Tradicionalmente, existem três classificações de entorses de tornozelo e a reabilitação depende de sua gravidade (Tabela 8.1).

Uma entorse de tornozelo grau 1 (leve) ocorre quando há um leve estiramento de estruturas ligamentares sem instabilidade articular funcional, com envolvimento de apenas um ligamento. O exame físico revelará um edema discreto (ou até mesmo ausente) ou equimose (hematoma) e sensibilidade à palpação do ligamento em questão. Testes clínicos específicos serão negativos. Você apresentará mínima ou nenhuma limitação funcional, mas poderá ter pequenas alterações de marcha. Uma reabilitação agressiva de aproximadamente uma semana ajudará a reparar a lesão.

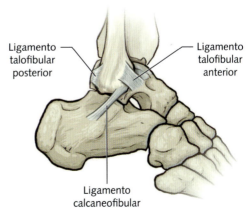

Figura 8.1 Ligamentos do tornozelo.

127

Tabela 8.1 Entorses de tornozelo

	Patologia	Exame físico	Limitações funcionais	Reabilitação
Grau 1 (leve)	Estiramento ligamentar leve Ausência de instabilidade articular funcional Envolvimento de um ligamento	Edema ou equimose mínimos ou ausentes Sensibilidade dolorosa na região do ligamento Testes clínicos específicos negativos	Limitações mínimas ou ausentes Leve alteração de marcha	Agressiva (cerca de 1 semana)
Grau 2 (moderada)	Ruptura ligamentar parcial Instabilidade articular leve a moderada Envolvimento de um ou mais ligamentos	Edema e equimose no tornozelo Sensibilidade dolorosa na região do ligamento Testes clínicos específicos positivos para frouxidão ligamentar	Déficits ocasionais de ADM Insuficiência de força Incapacidade de levantar unilateralmente o tornozelo Alterações de marcha Incapacidade de saltar ou correr	Conservadora (cerca de 3 a 4 semanas)
Grau 3 (grave)	Ruptura ligamentar completa Instabilidade articular evidente Envolvimento de um ou mais ligamentos	Edema e equimose moderados Sensibilidade dolorosa na região do ligamento e dos maléolos Testes clínicos específicos positivos para frouxidão ligamentar Comportamento protetor e dor	Déficits de ADM e força no tornozelo Alterações de marcha Incapacidade de sustentar peso Requer dispositivo de auxílio	Bastante conservadora (cerca de 5 a 12 semanas)

Uma entorse de tornozelo grau 2 (moderado) ocorre quando há rompimento parcial dos ligamentos envolvidos, com instabilidade articular leve a moderada. Um ou mais ligamentos podem ser comprometidos. Em um exame físico do tornozelo se observará edema, equimose e sensibilidade à palpação do ligamento em questão. Testes clínicos específicos serão positivos para frouxidão ligamentar. Você terá déficits ocasionais de amplitude de movimento (ADM) e insuficiência de força; e poderá ser incapaz de levantar o calcanhar unilateralmente. Apresentará alterações de marcha e incapacidade de saltar ou correr. A reabilitação conservadora por cerca de três a quatro semanas ajudará a reparar a lesão.

Uma entorse de tornozelo grau 3 (grave) ocorre quando há ruptura completa do ligamento com instabilidade articular evidente. Pode haver comprometimento de um ou mais ligamentos. Em um exame físico se notará edema moderado, equimose e sensibilidade à palpação dos ligamentos envolvidos ou maléolos. Testes clínicos específicos serão positivos para frouxidão ligamentar (comportamento protetor e dor presentes). Você apresentará déficits de ADM, força do tornozelo e alterações da marcha, incluindo incapacidade de suportar peso; haverá necessidade de um dispositivo de auxílio. Uma reabilitação bastante conservadora (cerca de 5 a 12 semanas) ajudará a reparar a lesão.

Os objetivos da reabilitação de uma entorse aguda de tornozelo devem se concentrar na redução do processo inflamatório e da dor, na promoção da reparação e na remodelação das fibras colágenas. O acrônimo PRICE é prontamente utilizado durante o tratamento agudo e controle das entorses de tornozelo:

*P*rotection (proteção): utilizar órtese de tornozelo ou dispositivos de auxílio para aliviar o estresse e a dor.
*R*est (repouso): evitar dano tecidual indevido.
*I*ce (gelo): diminuir a dor e o fluxo sanguíneo, reduzindo os hematomas.
*C*ompression (compressão): aumentar a pressão externa para reduzir o edema.
*E*levation (elevação): diminuir o edema e auxiliar o retorno venoso e linfático.

A introdução de exercício e atividades funcionais depende do estágio de cicatrização. Estresses controlados por meio de movimentos e exercícios calistênicos promoverão a reparação; no entanto, o excesso de carga pode interferir na reparação e prolongar o processo inflamatório. Enquanto a dor e o edema diminuem, você pode executar exercícios calistênicos e treinamento de força mais agressivos.

O foco principal deve ser a restauração da ADM do tornozelo. A dorsiflexão (DF) e a flexão plantar (FP) do tornozelo podem ser tratadas de modo agressivo; no entanto, a inversão (IV) e a eversão (EV) devem ser tratadas de acordo com a tolerância. A ADM do tornozelo pode ser restaurada por meio de alongamento (complexo dos músculos gastrocnêmio e sóleo) e de massagem de tecidos moles para os grupos musculares adjacentes (gastrocnêmio, sóleo, fibulares, tibial posterior, flexor longo dos dedos e flexor longo do hálux).

Quando a ADM estiver normalizada, deve-se proceder ao fortalecimento do tornozelo. Exercícios em cadeia aberta progridem para exercícios em cadeia fechada à medida que a sustentação de peso for melhor tolerada.

A restauração de equilíbrio e a propriocepção são imperativas para prevenir entorses de tornozelo e constituem a base para um desempenho avançado. Quando você passa a dominar o equilíbrio e a propriocepção, a reabilitação e o condicionamento avançados podem ser integrados ao programa de tratamento. Nesse momento, treinamentos dinâmicos são incorporados à progressão do tratamento, como os de aquecimento, agilidade, trote, corrida em plano sagital, salto, corte e mudança de direção, e desaceleração.

A recorrência de entorses de tornozelo geralmente está relacionada à falta de equilíbrio ou propriocepção, de força, além da má qualidade do movimento ou execução de uma tarefa. Entorses de tornozelo decorrentes desses déficits podem requerer o uso prolongado de suportes externos como bandagens ou órteses. O treinamento progressivo de equilíbrio ou propriocepção e de força é necessário em jogadores com disfunção crônica de tornozelo.

Neste capítulo, os exercícios de equilíbrio, propriocepção e fortalecimento incluem:

Equilíbrio do tornozelo

Posição unipodal
Prancha de estabilidade

Propriocepção do tornozelo

Movimentação de bola suíça em posição sentada
Hopping
Chute contralateral

Fortalecimento do tornozelo

Movimento do tornozelo contrarresistência
Flexão plantar em pé
Caminhada lateral com faixa elástica

POSIÇÃO UNIPODAL

Execução

1. Fique em pé e distribua o peso do corpo sobre o membro inferior afetado.
2. Mantendo o joelho ligeiramente flexionado, transfira todo o peso do corpo para o membro afetado. Durante o exercício de equilíbrio, tente manter a postura fixa.
3. Para progredir, inclua neste exercício uma superfície instável como um bloco de espuma, um Dynadisc®, uma meia-bola Bosu® ou feche os olhos.

Músculos envolvidos

Primários: gastrocnêmio, sóleo, tibial anterior, extensor longo do hálux, extensor longo dos dedos, flexor longo do hálux, flexor longo dos dedos, tibial posterior, fibulares, interósseos, lumbricais

Secundários: glúteo máximo, glúteo médio, isquiocrurais (bíceps femoral, semimembranáceo, semitendíneo), quadríceps femoral (reto femoral, vasto lateral, vasto medial, vasto intermédio), eretor da espinha (iliocostal, longuíssimo, espinal), reto do abdome

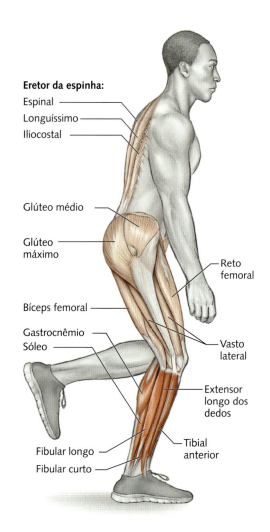

Enfoque no basquete

O equilíbrio unipodal é uma habilidade essencial necessária para jogadores de basquete. Ele é importante durante o ciclo da corrida, quando um pé está em contato com o solo, e no salto e na aterrissagem unilaterais (bandeja). Ao cortar para evitar um adversário, a estabilidade do tornozelo é importante para manter-se em posição e reagir a quaisquer obstáculos imprevistos. Muitos jogadores lesionam seus tornozelos ao aterrissar de um rebote sobre o pé do adversário. Sua capacidade de manter-se estável sobre uma superfície instável o ajudará a reagir e evitar lesões.

PRANCHA DE ESTABILIDADE

Execução

1. Fique em pé sobre uma prancha de estabilidade ou uma meia-bola Bosu® e distribua o peso do corpo de maneira uniforme sobre os dois membros inferiores. A superfície instável se contrapõe à estabilidade medial e lateral ou anterior e posterior.
2. Mantendo os joelhos ligeiramente flexionados, abaixe-se lentamente até a posição de semiagachamento. Durante o exercício de equilíbrio, tente manter a postura fixa e a prancha em posição neutra.
3. Para progredir, inclua neste exercício forças externas como agitações ou passe de peito.

Músculos envolvidos

Primários: gastrocnêmio, sóleo, tibial anterior, extensor longo do hálux, extensor longo dos dedos, flexor longo do hálux, flexor longo dos dedos, tibial posterior, fibulares, interósseos, lumbricais

Secundários: glúteo máximo, glúteo médio, isquiocrurais (bíceps femoral, semimembranáceo, semitendíneo), quadríceps femoral (reto femoral, vasto lateral, vasto medial, vasto intermédio), eretor da espinha (iliocostal, longuíssimo, espinal), reto do abdome

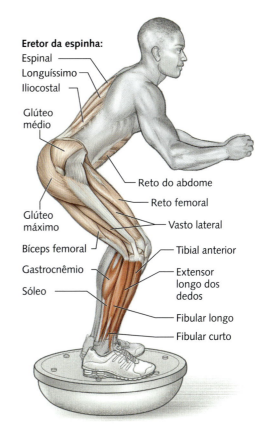

Enfoque no basquete

Manter-se equilibrado em semiagachamento é funcional. Isso simula a posição inicial para lance livre e a posição de retorno de um salto. A capacidade de manter-se equilibrado e a força nos tornozelos e quadris o ajudará a ser mais explosivo ao mudar de direção ou ao subir para a cesta. Como medida preventiva, mantenha-se forte e estável nos tornozelos durante toda a temporada.

MOVIMENTAÇÃO DE BOLA SUÍÇA EM POSIÇÃO SENTADA

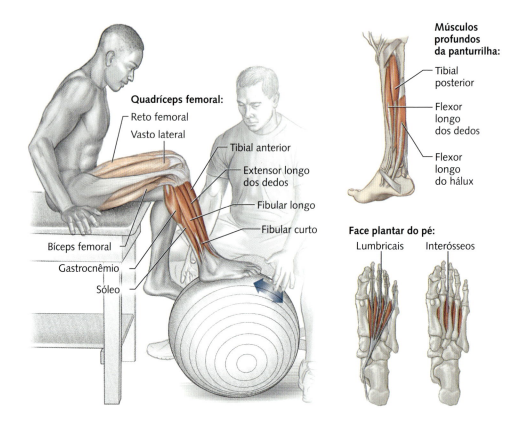

Execução

1. Este exercício é utilizado durante a fase aguda da reabilitação do tornozelo. Sente-se próximo da borda de uma mesa com o pé em posição neutra apoiado sobre uma bola suíça.
2. Mantenha o pé e o tornozelo nessa posição enquanto o clínico movimenta a bola.
3. Para progredir neste exercício, o clínico muda os padrões de movimentos predeterminados para aleatórios ou você fecha os olhos.

Músculos envolvidos

Primários: gastrocnêmio, sóleo, tibial anterior, extensor longo do hálux, extensor longo dos dedos, flexor longo do hálux, flexor longo dos dedos, tibial posterior, fibulares, interósseos, lumbricais

Secundários: isquiocrurais (bíceps femoral, semimembranáceo, semitendíneo), quadríceps femoral (reto femoral, vasto lateral, vasto medial, vasto intermédio)

Enfoque no basquete

A propriocepção é importante na disfunção do tornozelo. Em todo momento no basquete, você precisa ter consciência corporal ao correr, saltar, cortar e desacelerar. Em virtude do ritmo acelerado do basquete e das mudanças de direção durante todo o jogo, seus tornozelos e condicionamento geral são importantes para mantê-lo na quadra e não no banco com lesões. No basquete, os movimentos rápidos – o *jab step* ou a saída de um *pick-and-roll*[1], por exemplo – exigem que seus tornozelos suportem as forças incidentes.

---

1 N.T.: O *pick-and-roll* ou bloqueio com passe ocorre na movimentação de ataque em que um jogador faz o corta-luz para um companheiro e depois se desloca rapidamente para receber a bola.

HOPPING

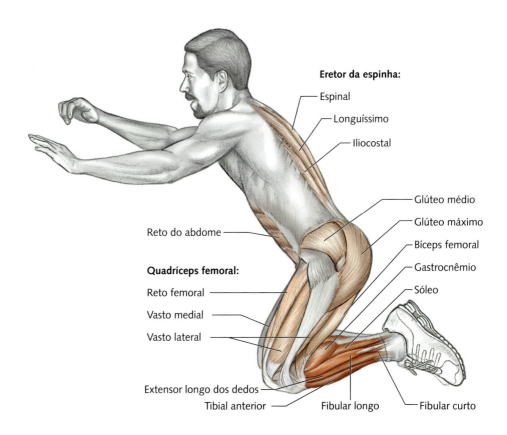

Execução

1. Fique em pé com os joelhos ligeiramente flexionados.
2. Mantendo os joelhos nessa posição, jogue os braços para trás e salte para frente. Aterrisse com os joelhos flexionados e os quadris retraídos. Salte o mais distante possível, mantendo boa posição de aterrissagem.
3. Para progredir neste exercício, salte com os dois membros inferiores e aterrisse sobre ambos, em seguida, salte com os dois e aterrisse sobre apenas um, e, por fim, salte com um membro e aterrisse sobre um. Você pode avançar no exercício saltando para a frente e para trás e para cada lado utilizando obstáculos ou caixas.

Músculos envolvidos

Primários: gastrocnêmio, sóleo, tibial anterior, extensor longo do hálux, extensor longo dos dedos, flexor longo do hálux, flexor longo dos dedos, tibial posterior, fibulares, interósseos, lumbricais

Secundários: isquiocrurais (semitendíneo, semimembranáceo, bíceps femoral), quadríceps femoral (reto femoral, vasto lateral, vasto medial, vasto intermédio), glúteo médio, glúteo máximo, reto do abdome, eretor da espinha (iliocostal, longuíssimo, espinal)

Enfoque no basquete

O *hopping* promove a propulsão nos planos frontal e sagital, a capacidade de desaceleração, além de equilíbrio e propriocepção nos membros inferiores. A pronta reação a partir do solo o ajudará a saltar e correr mais rapidamente. A capacidade de reagir dessa forma pode fazer a diferença entre pegar um rebote e perder a bola.

CHUTE CONTRALATERAL

Execução

1. Equilibre-se sobre o membro inferior afetado, com uma faixa elástica fixada no nível do solo e disposta ao redor do membro oposto. A faixa deve estar posicionada no nível do tornozelo do membro saudável.
2. Mantendo o equilíbrio sobre o membro afetado, opondo-se à faixa elástica, chute com o membro saudável nos planos sagital e frontal (para a frente e para trás, e para cada lado).
3. Para progredir neste exercício, aumente a resistência da faixa ou a velocidade dos chutes.

Músculos envolvidos

Primários: gastrocnêmio, sóleo, tibial anterior, extensor longo do hálux, extensor longo dos dedos, flexor longo do hálux, flexor longo dos dedos, tibial posterior, fibulares, interósseos, lumbricais

Secundários: glúteo máximo, glúteo médio, isquiocrurais (semitendíneo, semimembranáceo, bíceps femoral), quadríceps femoral (reto femoral, vasto lateral, vasto medial, vasto intermédio), reto do abdome

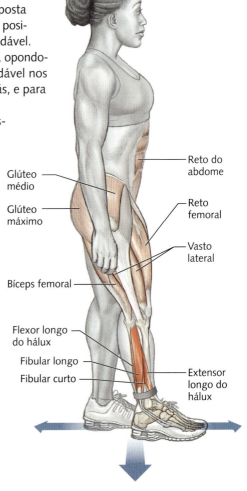

Enfoque no basquete

A propriocepção unilateral é importante para manutenção da consciência corporal durante atividades unilaterais executadas em pé, como a corrida. Quando você sobe à cesta para uma bandeja ou arremessa desequilibrado, a capacidade de se estabilizar e impulsionar com a perna é vital para o sucesso do arremesso. Aterrissar de um rebote ou correr após perder a bola exige que você controle a aterrissagem ou seja explosivo para recuperá-la.

MOVIMENTO DO TORNOZELO CONTRARRESISTÊNCIA

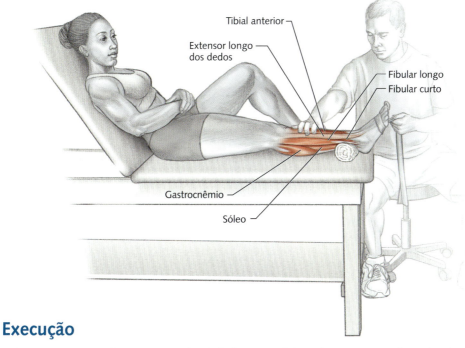

Execução

1. Em posição sentada com o membro inferior estendido, coloque uma toalha sob o tornozelo, em posição neutra.
2. O pé deve estar fixado com uma faixa elástica. Segure a outra extremidade da faixa com as mãos.
3. Descreva toda a amplitude de movimento do tornozelo, movendo o pé contra a resistência da faixa.
4. Para aumentar o nível de dificuldade, aplique uma resistência maior à faixa elástica.

Músculos envolvidos

Primários: gastrocnêmio, sóleo, tibial anterior, tibial posterior, fibulares
Secundários: extensor longo do hálux, extensor longo dos dedos, flexor longo do hálux, flexor longo dos dedos, interósseos, lumbricais

Enfoque no basquete

A força do tornozelo é o principal objetivo para estabilidade dessa articulação durante a corrida, o salto e o corte ou mudança de direção. A lesão mais comum no basquete é a entorse de tornozelo. Esse tipo de lesão ocorre geralmente quando os jogadores disputam um rebote e um atleta aterrissa sobre o pé do adversário. Muitas vezes, a força do tornozelo é negligenciada quando se trata de exercício e treinamento para basquete. Se você não quer ficar de fora do jogo em decorrência de uma entorse de tornozelo, aproveite o tempo para fortalecer os músculos ao redor dele.

FLEXÃO PLANTAR EM PÉ

Execução

1. Fique em pé com os joelhos completamente estendidos. Se desejar, segure um halter em cada mão.
2. Levante os calcanhares do solo e retorne lentamente à posição inicial.
3. Para progredir neste exercício, adicione peso aos ombros.

Músculos envolvidos

Primários: gastrocnêmio, sóleo, fibulares
Secundários: tibial anterior, tibial posterior, extensor longo do hálux, extensor longo dos dedos, flexor longo do hálux, flexor longo dos dedos, interósseos, lumbricais

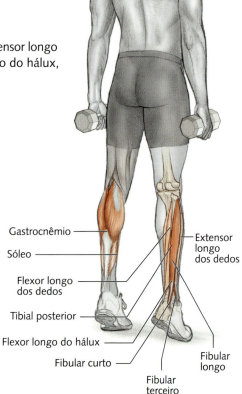

Gastrocnêmio
Sóleo
Flexor longo dos dedos
Tibial posterior
Flexor longo do hálux
Fibular curto
Fibular terceiro
Extensor longo dos dedos
Fibular longo

Enfoque no basquete

A força de flexão plantar é vital na produção da força resultante para a execução de atividades pliométricas como arremessos e saltos. Os músculos gastrocnêmios das panturrilhas lhe capacitam a tomar impulso do solo para correr mais rápido e saltar mais alto. Para se tornar explosivo nesses movimentos, você precisa desenvolver a capacidade elástica do músculo, assim como a força.

CAMINHADA LATERAL COM FAIXA ELÁSTICA

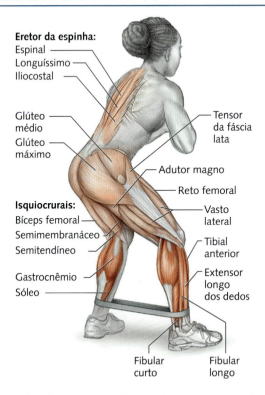

Execução

1. Fique em pé com os joelhos ligeiramente flexionados em posição de semiagachamento. Disponha uma faixa elástica ao redor dos tornozelos.
2. Mantendo a posição de semiagachamento e a posição neutra dos pés, caminhe para os lados contra a resistência da faixa elástica.

Músculos envolvidos

Primários: gastrocnêmio, sóleo, fibulares, tibial anterior, tibial posterior, extensor longo do hálux, extensor longo dos dedos, flexor longo do hálux, flexor longo dos dedos, interósseos, lumbricais

Secundários: adutores do quadril, isquiocrurais (semitendíneo, semimembranáceo, bíceps femoral), quadríceps femoral (reto femoral, vasto lateral, vasto medial, vasto intermédio), glúteo máximo, glúteo médio, reto do abdome, eretor da espinha (iliocostal, longuíssimo, espinal)

Enfoque no basquete

A caminhada lateral com faixa elástica desenvolve força nos membros inferiores e estabilidade lateral do tornozelo a fim de aumentar a força e a propriocepção para o desempenho ideal e a prevenção de lesões em todos os aspectos do basquete. A força lateral do quadril possibilita maior estabilidade e explosividade dessa região no momento do corte para evitar um adversário. A força desenvolvida com este exercício também o ajuda a manter uma postura atlética sólida para infiltrar no garrafão ou enfrentar um defensor.

Joelho de saltador

Joelho de saltador é uma lesão ou estado inflamatório em que ocorre dor na região anterior no joelho, muitas vezes com qualidade de rigidez e persistência. A palpação revelará dor na região da patela. Muitas vezes, essa dor é pronunciada na porção distal do tendão, no local de sua inserção na tuberosidade da tíbia. O joelho de saltador pode consistir em uma tendinopatia patelar, tendinose patelar ou tendinite patelar em decorrência do estresse repetitivo que incide no mecanismo extensor do joelho durante atividades de salto. Essa é uma condição que se relaciona à sobrecarga de estresse associada a saltos repetitivos. Raramente é um incidente específico da lesão descrita.

As cargas mecânicas que incidem na patela parecem ser maiores na aterrissagem do que na saída de um salto, em decorrência da contração muscular excêntrica que ocorre no quadríceps femoral durante a aterrissagem, e não da contração muscular concêntrica que ocorre durante o salto. Essas contrações musculares excêntricas estressantes podem exercer cargas repetidas de alta tensão que levam à lesão. As características físicas associadas ao joelho de saltador podem incluir condições físicas gerais desfavoráveis (sobrepeso), fraqueza de quadríceps e isquiocrurais, fraqueza dos músculos glúteos, além de mobilidade e flexibilidade deficientes dos flexores do quadril, quadríceps femoral, isquiocrurais e tornozelo.

Os objetivos da reabilitação devem se concentrar na redução do processo inflamatório; na redução da dor; na promoção de reparação e remodelação das fibras colágenas; e na restauração da amplitude de movimento, da força, da estabilidade e da flexibilidade para um retorno definitivo ao jogo com segurança. As considerações sobre o tratamento dessa patologia no joelho devem incluir o seguinte:

- Proteger o joelho e usar uma joelheira ou dispositivo para aliviar o estresse e a dor.
- Descansar quando oportuno para evitar danos teciduais excessivos.
- Usar gelo para diminuir a dor e o fluxo sanguíneo, reduzindo hematomas.
- Restaurar a amplitude de movimento passivo e ativo do joelho.
- Restabelecer a força, incluindo a musculatura extensora, isquiocrural e os músculos dos quadris, tornozelos e *core*.
- Restaurar a mobilidade e a flexibilidade articulares, incluindo os quadris (dando ênfase aos flexores do quadril e isquiocrurais), joelhos e tornozelos.
- Restaurar a propriocepção articular, incluindo todo o membro inferior.

Os seguintes exercícios são descritos nesta seção:

Caminhada no colchonete
Posição unipodal em superfície instável
Leg press excêntrico
Agachamento com o peso do corpo
Descida da caixa
Salto à caixa

CAMINHADA NO COLCHONETE

Execução

1. Fique em pé sobre a borda lateral de um colchonete de aproximadamente 5 a 10 m de comprimento.
2. Caminhe longitudinalmente sobre o colchonete com um pé na frente do outro como se estivesse em uma corda bamba. Mantenha metade do pé sobre o colchonete e metade fora. Não permita que os pés toquem o solo ao caminhar.
3. Execute a quantidade recomendada de caminhadas sobre o colchonete.

Músculos envolvidos

Primários: gastrocnêmio, sóleo, tibial anterior, extensor longo do hálux, extensor longo dos dedos, flexor longo do hálux, flexor longo dos dedos, tibial posterior, fibulares, interósseos, lumbricais

Secundários: glúteo máximo, glúteo médio, isquiocrurais (semitendíneo, semimembranáceo, bíceps femoral), quadríceps femoral (reto femoral, vasto lateral, vasto medial, vasto intermédio), eretor da espinha (iliocostal, longuíssimo, espinal), reto do abdome

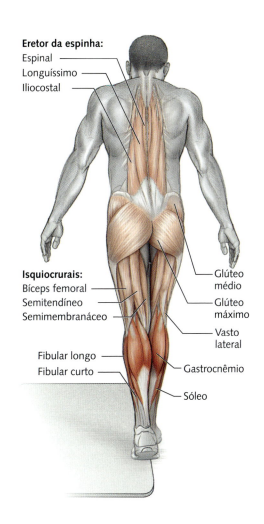

Enfoque no basquete

A manutenção do equilíbrio durante o movimento é essencial para mudar de direção ou recuperar-se em situações específicas como cortar rapidamente um defensor ao penetrar e subir à cesta e deslocar o centro de massa de sua base de apoio.

POSIÇÃO UNIPODAL EM SUPERFÍCIE INSTÁVEL

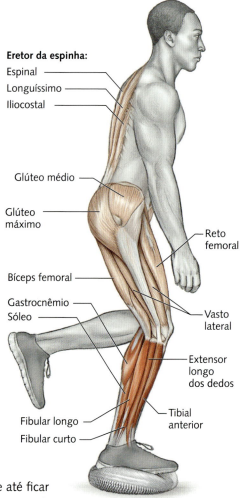

Execução

1. Fique em pé sobre uma superfície instável como a da meia-bola Bosu®, Dynadisc® ou bloco de espuma e distribua o peso do corpo sobre o membro inferior afetado. Levante o membro oposto.
2. Flexione ligeiramente o joelho e abaixe-se até ficar semiagachado. Mantenha-se equilibrado com a postura fixa.
3. Se você sentir dor com o joelho flexionado, comece o exercício com o joelho estendido e flexione-o levemente até uma posição que não lhe cause dor.
4. Execute a quantidade recomendada de sessões.

Músculos envolvidos

Primários: gastrocnêmio, sóleo, tibial anterior, extensor longo do hálux, extensor longo dos dedos, flexor longo do hálux, flexor longo dos dedos, tibial posterior, fibulares, interósseos, lumbricais

Secundários: glúteo máximo, glúteo médio, isquiocrurais (bíceps femoral, semimembranáceo, semitendíneo), quadríceps femoral (reto femoral, vasto lateral, vasto medial, vasto intermédio), eretor da espinha (iliocostal, longuíssimo, espinal), reto do abdome

> ### Enfoque no basquete
>
> Manter-se equilibrado em semiagachamento é funcional. Isso simula a posição inicial para lance livre e a posição de retorno de um salto. A capacidade de apoiar-se sobre apenas um membro inferior fortalece o quadríceps e ajuda a desenvolver a estabilidade no joelho e no tornozelo. Você será beneficiado pela melhora da geração de potência para saltar com um membro inferior enquanto dirige-se à cesta para fazer uma bandeja ou ao disputar contra a defesa na tabela.

VARIAÇÕES

Posição unipodal

Para simplificar este exercício, execute a posição unipodal no solo.

Posição unipodal com golpes laterais

Peça a um treinador ou parceiro para aplicar leves golpes laterais, forçando-o a controlar ainda mais o corpo e não perder o equilíbrio.

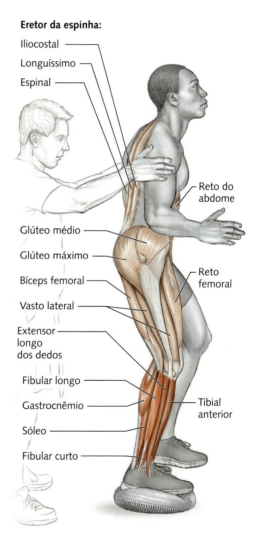

REABILITAÇÃO DO JOELHO

LEG PRESS EXCÊNTRICO

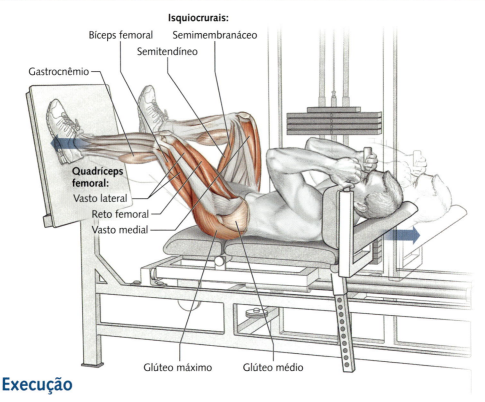

Execução

1. Deite-se ou sente no *leg press*, dependendo do tipo de aparelho. Apoie os pés afastados aproximadamente na largura dos ombros, com os dedos levemente direcionados para a lateral.
2. Empurre com os dois membros inferiores até a extensão completa.
3. Após 8 segundos, retorne lentamente à posição inicial usando somente o membro inferior afetado.
4. Execute a quantidade recomendada de repetições e alterne os membros inferiores.

Músculos envolvidos

Primários: quadríceps femoral (reto femoral, vasto lateral, vasto medial, vasto intermédio), isquiocrurais (bíceps femoral, semimembranáceo, semitendíneo), glúteo máximo
Secundários: gastrocnêmio, glúteo médio, glúteo mínimo

Enfoque no basquete

Além de ajudar na resolução do joelho de saltador, o aumento da força excêntrica também propicia maiores força e estabilidade durante a aterrissagem dos saltos.
A vantagem de usar o exercício *leg press* é a aplicação de uma quilagem relativa menor que o peso do corpo. Ao conseguir realizar o exercício com o peso corporal, você pode descontinuar o *leg press* e utilizar atividades calistênicas no programa de reabilitação.

AGACHAMENTO COM O PESO DO CORPO

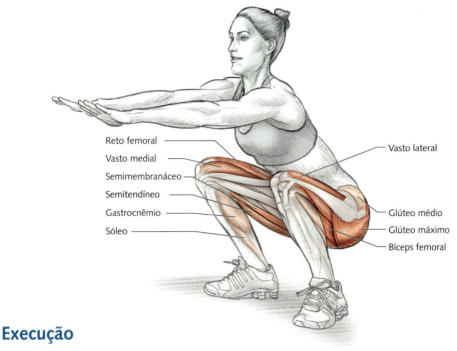

Execução

1. Fique em posição vertical com os pés afastados aproximadamente na largura dos ombros e os dedos levemente direcionados para a lateral. Estenda os membros superiores para a frente ou apoie as mãos nos quadris.
2. Desça o corpo devagar, à medida que retrai os quadris e flexiona os joelhos, até que as coxas estejam quase paralelas ao solo. Se você sentir dor durante a descida, pare imediatamente acima do local de dor.
3. Retorne à posição inicial.
4. Execute a quantidade recomendada de repetições.

Músculos envolvidos

Primários: quadríceps femoral (reto femoral, vasto lateral, vasto medial, vasto intermédio), isquiocrurais (bíceps femoral, semimembranáceo, semitendíneo), glúteo máximo

Secundários: glúteo médio, glúteo mínimo, eretor da espinha (iliocostal, longuíssimo, espinal), gastrocnêmio, sóleo

Enfoque no basquete

A maioria das ações no basquete, como o arremesso com salto, começam e terminam em dois pés. Este exercício restaura a força e a estabilidade e estabelece um valor de força ao qual podem ser adicionadas cargas maiores ao longo do tempo. Durante o exercício, não transfira o peso corporal do membro inferior lesado para o saudável. Ao adquirir experiência neste exercício, avance para o agachamento com barra atrás e pela frente (ver Cap. 2).

DESCIDA DA CAIXA

Execução

1. Fique em pé sobre uma caixa pliométrica. A altura da caixa depende da gravidade da lesão no joelho. Comece com uma caixa de 10 cm e aumente gradativamente a altura até que consiga realizar três séries de 10 repetições com uma caixa de 20 cm.
2. Desça lentamente da caixa com o membro inferior saudável enquanto dorsiflexiona o tornozelo. Toque o solo com o calcanhar. Mantenha o joelho sob controle; não permita que ele se desloque medialmente (em valgo) ou lateralmente (em varo). O membro lesado deve permanecer sobre a caixa.
3. Retorne à posição inicial.
4. Execute a quantidade recomendada de repetições e alterne os membros inferiores.

Músculos envolvidos

Primários: quadríceps femoral (reto femoral, vasto lateral, vasto medial, vasto intermédio), isquiocrurais (bíceps femoral, semimembranáceo, semitendíneo), glúteo médio

Secundários: glúteo máximo, gastrocnêmio, sóleo, reto do abdome, transverso do abdome, oblíquo interno do abdome, oblíquo externo do abdome

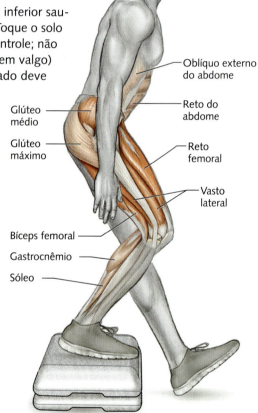

Enfoque no basquete

Este exercício aumenta a força excêntrica e fortalece o quadríceps. Às vezes, ele é usado para determinar a prontidão para iniciar movimentos de corrida ao retornar de lesão.

SALTO À CAIXA

Execução

1. Fique em pé de frente para uma caixa pliométrica. Comece com uma caixa de 30 cm e aumente gradualmente a altura.
2. Abaixe-se lentamente até a posição de semiagachamento, à medida que retrai os quadris e flexiona os joelhos.
3. Inverta a direção do movimento e salte para cima o mais alto possível. Aterrisse suavemente sobre a caixa.
4. Execute a quantidade recomendada de saltos à caixa.

Músculos envolvidos

Primários: quadríceps femoral (reto femoral, vasto lateral, vasto medial, vasto intermédio), isquiocrurais (bíceps femoral, semimembranáceo, semitendíneo), glúteo máximo, glúteo médio, gastrocnêmio

Secundários: reto do abdome, transverso do abdome, glúteo mínimo, sóleo

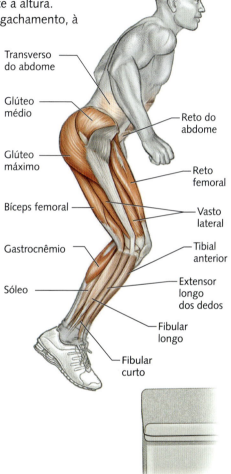

Enfoque no basquete

Saltos verticais a uma caixa possibilitam produzir um nível elevado de potência, embora diminuam as forças de impacto que incidem nos membros inferiores quando comparados a saltos e aterrissagens no mesmo local. Este exercício restabelece sua capacidade explosiva na quadra de basquete ao acelerar, saltar para um rebote ou arremessar a bola.

Discinesia escapular

O ombro é composto por três articulações e uma interface. As três primeiras são as articulações esternoclavicular (EC), acromioclavicular (AC) e articulação do ombro (glenoumeral – GU). A "articulação" escapulotorácica é a interface entre a escápula e a parte torácica da coluna vertebral (parte superior do dorso). A articulação EC é a única ligação com o esqueleto do tronco. Ela conecta a clavícula ao esterno. A articulação AC conecta a clavícula ao acrômio e possui vários ligamentos para estabilidade estática do complexo do ombro. A articulação GU é esferoidal e composta por ligamentos para estabilidade estática e de músculos do manguito rotador (supraespinal, infraespinal, redondo menor, subescapular) para estabilidade dinâmica do complexo do ombro. A "articulação" escapulotorácica é importante para a estabilidade do complexo do ombro. Ela permite a fixação de grandes músculos que conectam a escápula à parte torácica da coluna.

A parte torácica da coluna vertebral (parte superior do dorso) tem 12 vértebras (T1 a T12). Nessas vértebras, existem fixações de músculos que as movem quando são usados. Por exemplo, quando você levanta o braço, os músculos e a parte torácica da coluna vertebral atuam para concluir a tarefa. Essa parte da coluna tem potencial para movimentos multiplanares (flexão e extensão, flexão lateral e rotação). Jogadores de basquete têm uma tendência de perder a extensão e a rotação para o lado não dominante nesse segmento (portanto, um arremessador destro perderá a rotação para a esquerda) em decorrência de arremessos repetitivos e padrões de movimento treinados.

Atletas que competem em esportes praticados acima da cabeça normalmente tentam realizar o máximo esforço global do membro superior durante um arremesso ou lançamento a fim de maximizar a velocidade global do objeto impulsionado. No basquete, a arte de arremessar, pegar um rebote e defender requer movimentos corporais globais explosivos concluídos com perfeito sincronismo, coordenação, flexibilidade e força dos membros superiores, membros inferiores e tronco. Acredita-se que a dinâmica complexa da parte torácica da coluna vertebral contribui para um movimento eficaz de arremesso. Infelizmente, essa parte da coluna é passível de restrições de movimento que limitam potencialmente sua contribuição para um arremesso ideal. Por essa razão, a mobilidade da parte torácica da coluna supostamente ajudará a restituir o arco total de movimento na articulação GU e a manter o posicionamento anatômico da escápula sobre o tórax.

No ombro, a escápula e a articulação do ombro devem trabalhar juntas para criar uma amplitude de movimento sem dor e potente. Essa dinâmica é denominada ritmo escapuloumeral e tem três fases que restabelecem o posicionamento anatômico e o movimento normais do complexo do ombro.

- Fase 1: À medida que o úmero é elevado em 30°, diz-se que a escápula está na fase de ajuste. Durante essa fase, há um movimento discreto da escápula.
- Fase 2: Durante a elevação do úmero de 30 a 90° de abdução do ombro, a escápula deve se mover e rodar. Nessa fase, há uma relação de 2:1 do movimento do úmero para mobilidade escapular.
- Fase 3: Durante a elevação do úmero nos últimos 90° de abdução do ombro, a escápula deve sofrer rotação superior e elevação. Durante a fase final, há uma relação de 2:1 do movimento do úmero para mobilidade escapular.

No ombro, isso resulta em elevação total do braço a 180°, dos quais 120° devem-se à abdução do úmero e 60°, à rotação da escápula. À medida que você completa ativamente a amplitude de movimento da abdução no ombro, um treinador deve observar não só a qualidade do movimento ativo, mas também o posicionamento estático da escápula sobre o tórax.

Alterações no posicionamento dinâmico e estático da escápula ocorrem em atletas com patologia do ombro. Em virtude do caráter particular da "articulação" escapulotorácica e do movimento conjunto da articulação do ombro, o posicionamento atípico ou a perda de controle da escápula são chamados de discinesia escapular (Yin et al. 2014).

O posicionamento escapular normal é observado em vista posterior. A posição de cada escápula parece idêntica em altura e distância da parte torácica da coluna. Em média, cada escápula está situada a 5 a 7,5 cm da coluna vertebral. Ela deve ficar nivelada sobre o tórax. Na maioria dos atletas, o membro superior dominante possui a escápula em posição anormal. Ela dista mais de 7,5 cm da coluna vertebral, apresenta-se alada (posição inclinada) e mais baixa que a escápula contralateral.

Essa posição estática anormal da escápula pode decorrer de deformidades ósseas da parte torácica da coluna vertebral, que estão presentes ao nascimento. Por exemplo, a cifose (curvatura da coluna vertebral) excessiva ou reduzida pode resultar em posicionamento anormal da escápula. Lesões de quaisquer estruturas anatômicas do ombro, desequilíbrios musculares ou perda de flexibilidade muscular também podem contribuir para esse mau posicionamento escapular. Essa posição anômala resulta em um movimento irregular que atrapalha o ritmo escapuloumeral.

Apesar de não poder alterar as deformidades ósseas, você pode encontrar uma solução para os desequilíbrios musculares e a flexibilidade muscular que afetam o complexo do ombro. A restauração do equilíbrio muscular e da flexibilidade reduz o risco de lesões e pode restabelecer a posição ideal da escápula, a qual normaliza o ritmo escapuloumeral e aumenta o desempenho.

Em relação ao complexo do ombro, os estabilizadores da escápula constituem a musculatura mais importante. Esses músculos conectam a escápula à parte torácica da coluna vertebral e são suportes que facilitam a correta adequação da escápula e a restauração do ritmo escapuloumeral normal. A ativação muscular e a coordenação dos padrões de disparo resultam em pares de forças para controle da escápula. As duplas mais importantes são as partes descendente e ascendente do músculo trapézio e os músculos romboides e serrátil anterior. A parte ascendente (inferior) do trapézio é o estabilizador mais importante; ela mantém o controle escapular durante a elevação do ombro. Além disso, ela deve ser forte e você deve ser capaz de mantê-la sob controle e isolá-la durante o fortalecimento. No trapézio, a parte ascendente é propensa à fraqueza em virtude da dominância da parte descendente (superior).

Além de restabelecer a força e os padrões de disparo muscular, a restauração da flexibilidade muscular e articular é importante para normalizar o posicionamento estático e dinâmico da escápula. A escápula alada (inclinada) pode ser o resultado de um músculo ou articulação rígidos. Jogadores de basquete tendem a ter rigidez nos músculos peitorais e latíssimo do dorso, o que resulta em inclinação anterior da escápula. Em virtude dos movimentos repetitivos acima da cabeça, os jogadores perdem a rotação medial na articulação do ombro. Isso pode ser decorrente do enrijecimento da porção posterior da cápsula do ombro ou da cápsula articular de modo geral. Se o arco de movimento total não for restaurado, o resultado será uma distância excessiva (mais de 7,5 cm) entre a coluna vertebral e a escápula.

Ao tratar a discinesia escapular em jogadores de basquetebol, o foco principal deve ser a restauração da flexibilidade e da mobilidade do ombro e o arco de movimento total. A amplitude de movimento do ombro pode ser restabelecida por meio de alongamento ou massagem dos tecidos moles adjacentes aos grupos musculares (parte descendente do trapézio, parte posterior da cápsula, latíssimo do dorso e peitorais) e encorajando a movimentação da parte torácica da coluna vertebral.

Ao restaurar a amplitude de movimento, avance para o fortalecimento dos músculos estabilizadores da escápula e do manguito rotador. A partir do fortalecimento isotônico, progrida para o treinamento de força pliométrico a fim de aumentar a potência. A força e a potência muscular, além da restauração dos padrões adequados de disparo muscular (os estabilizadores da escápula disparam antes dos músculos do manguito rotador) são imperativas para a prevenção de lesões no ombro e constituem a base para melhorar o desempenho.

Os exercícios de alongamento, amplitude de movimento e fortalecimento deste capítulo são:

Alongamento do ombro

Alongamento da parte posterior da cápsula
Alongamento do latíssimo do dorso
Alongamento dos peitorais
Alongamento em decúbito lateral

Amplitude de movimento do ombro

Mobilidade da parte torácica da coluna vertebral

Fortalecimento isotônico do ombro

YTW
Rotação lateral do braço em decúbito lateral
Cheerleader
Desenvolvimento

Fortalecimento pliométrico do ombro

Arremesso de bola medicinal acima da cabeça

ALONGAMENTO DA PARTE POSTERIOR DA CÁPSULA

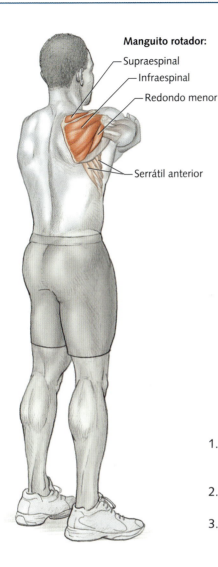

Manguito rotador:
- Supraespinal
- Infraespinal
- Redondo menor

Serrátil anterior

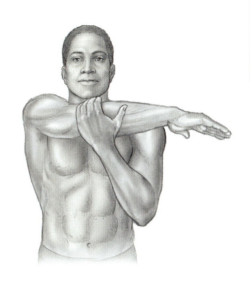

Vista anterior.

Execução

1. Fique em pé e puxe um cotovelo pela frente do corpo até sentir um alongamento na região posterior do ombro.
2. Mantenha-se nessa posição por 30 segundos. Execute este exercício de três a cinco vezes por dia.
3. Para progredir neste exercício, segure-se em um poste ou outro objeto fixo e incline-se em direção ao braço.

Músculos envolvidos

Primários: manguito rotador (infraespinal, supraespinal, subescapular, redondo menor)
Secundários: serrátil anterior, latíssimo do dorso

Enfoque no basquete

Este alongamento restabelece a flexibilidade na região posterior do ombro a fim de permitir maior amplitude de movimento do ombro durante o arremesso e a defesa.

ALONGAMENTO DO LATÍSSIMO DO DORSO

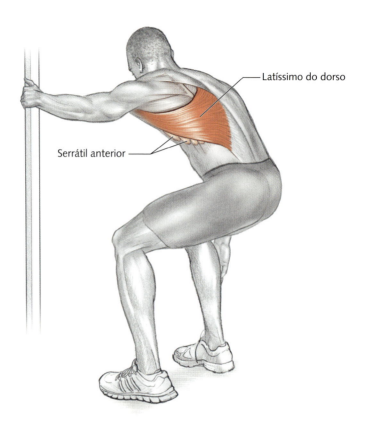

Execução

1. Fique em pé e segure-se em um poste ou outro objeto fixo com uma mão.
2. Projete os quadris para trás até sentir um alongamento ao longo da margem do músculo latíssimo do dorso.
3. Mantenha-se nessa posição por 30 segundos. Execute este exercício de três a cinco vezes por dia.

Músculos envolvidos

Primário: latíssimo do dorso
Secundário: serrátil anterior

Enfoque no basquete

Este alongamento restabelece a flexibilidade no dorso e no ombro a fim de aumentar a amplitude de movimento do ombro durante o arremesso e a defesa.

ALONGAMENTO DOS PEITORAIS

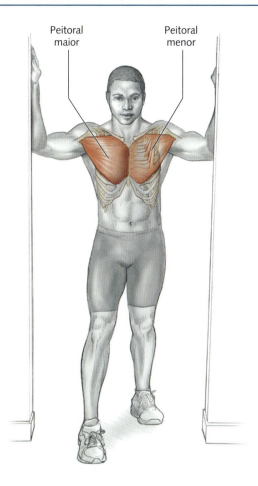

Execução

1. Fique em pé de frente para o canto de uma parede ou vão de uma porta com os cotovelos posicionados no nível dos ombros. Apoie os antebraços nas paredes.
2. Incline-se em direção ao canto da parede ou vão da porta até sentir um alongamento na parte superior do tórax.
3. Mantenha-se nessa posição por 30 segundos. Execute este exercício de três a cinco vezes por dia.

Músculos envolvidos

Primários: peitoral maior, peitoral menor

Enfoque no basquete

Este alongamento restabelece a flexibilidade no dorso e no ombro a fim de aumentar a amplitude de movimento do ombro durante o arremesso e a defesa.

ALONGAMENTO EM DECÚBITO LATERAL

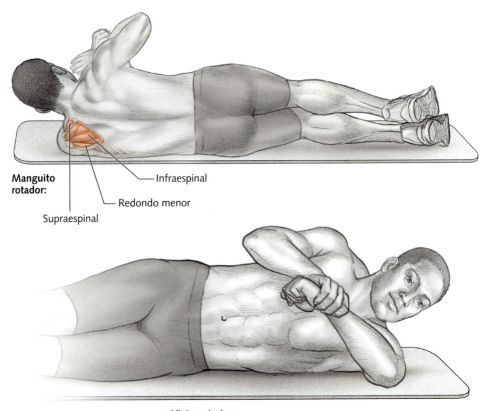

Manguito rotador:
- Infraespinal
- Redondo menor
- Supraespinal

Vista anterior.

Execução

1. Deite-se sobre o ombro afetado como se estivesse dormindo de lado.
2. Estenda o braço do membro afetado à sua frente formando um ângulo de 90° com o tronco. Flexione o cotovelo em 90° de modo que a mão se aproxime do ombro contralateral.
3. Com a mão do membro saudável, pressione suavemente a outra mão em direção ao solo até sentir um alongamento na face posterior do ombro.
4. Mantenha-se nessa posição por 10 segundos. Execute este exercício 10 vezes.

Músculos envolvidos

Primários: manguito rotador (infraespinal, supraespinal, subescapular, redondo menor), deltoide (parte espinal)

Enfoque no basquete

Este alongamento restabelece a flexibilidade no dorso e no ombro a fim de aumentar a amplitude de movimento do ombro durante o arremesso e a defesa.

MOBILIDADE DA PARTE TORÁCICA DA COLUNA VERTEBRAL

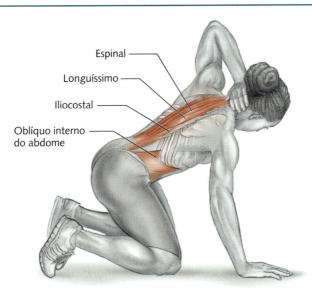

Execução

1. Assuma a posição sobre quatro apoios. Levante um membro superior e apoie a mão atrás da cabeça.
2. Rode o tronco em direção ao membro posicionado atrás da cabeça. Sinta o alongamento na parte superior do dorso em direção a esse membro.
3. Mantenha-se nessa posição por três a cinco segundos. Execute este exercício 30 vezes de cada lado.
4. Para progredir neste exercício, fique em pé e segure um bastão junto ao dorso. Flexione levemente os joelhos e flexione os quadris em 75°. Rode de um lado para o outro.

Músculos envolvidos

Primários: espinal, longuíssimo, oblíquo externo do abdome, oblíquo interno do abdome

Enfoque no basquete

Este alongamento restabelece a flexibilidade no dorso e no ombro a fim de aumentar a amplitude de movimento do ombro durante o arremesso e a defesa.

YTW

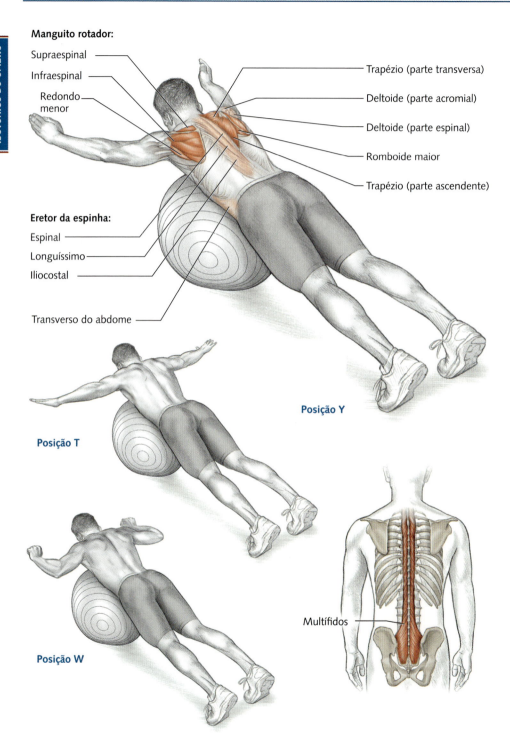

Execução

1. Deite-se sobre uma bola suíça com os membros superiores junto ao tronco.
2. Retraia as escápulas. Para a posição Y, abduza (levante) os membros superiores em direção à cabeça; retorne à posição inicial. Para a posição T, abduza os membros superiores até o nível dos ombros; retorne à posição inicial. Para a posição W, abduza os membros superiores até o nível dos ombros com os cotovelos flexionados e rode lateralmente os braços (para cima); retorne à posição inicial.
3. Alterne as posições Y, T e W em três séries de 10 repetições.
4. Para progredir neste exercício, segure um halter em cada mão.

Músculos envolvidos

Primários: trapézio (partes transversa e ascendente), romboides, manguito rotador (supraespinal, infraespinal, redondo menor, subescapular)

Secundários: bíceps braquial, deltoide (partes espinal e acromial), multífidos, eretor da espinha (iliocostal, longuíssimo, espinal), transverso do abdome

Enfoque no basquete

Fortaleça os músculos estabilizadores da escápula a fim de promover padrões adequados de disparo muscular que contribuam para o arremesso, a defesa e o bloqueio.

ROTAÇÃO LATERAL DO BRAÇO EM DECÚBITO LATERAL

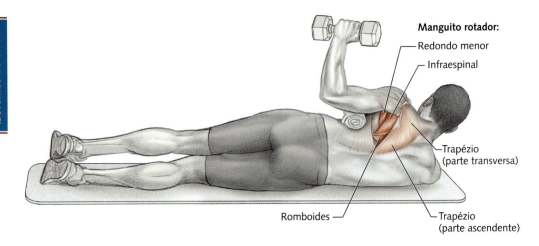

Execução

1. Deite-se em decúbito lateral com uma toalha enrolada sob o braço e o cotovelo flexionado em 90°.
2. Retraia as escápulas e levante o antebraço em direção ao teto. Mantenha o cotovelo flexionado e rode o braço no ombro.
3. Execute três séries de 10 repetições.
4. Para progredir neste exercício, utilize um halter.

Músculos envolvidos

Primários: manguito rotador (infraespinal, redondo menor)
Secundários: trapézio (partes transversa e ascendente), romboides

Enfoque no basquete

O fortalecimento dos músculos do manguito rotador contribui para o arremesso, a defesa e o bloqueio.

CHEERLEADER

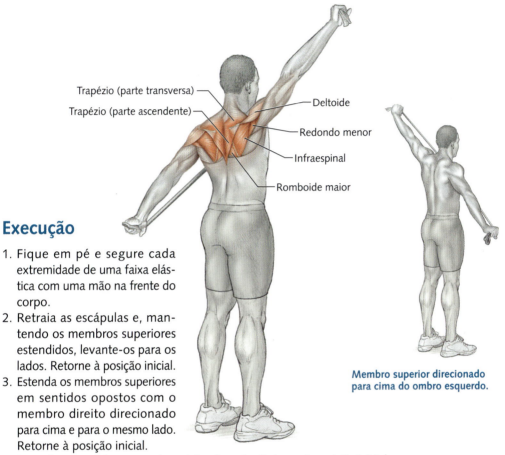

Membro superior direcionado para cima do ombro esquerdo.

Execução

1. Fique em pé e segure cada extremidade de uma faixa elástica com uma mão na frente do corpo.
2. Retraia as escápulas e, mantendo os membros superiores estendidos, levante-os para os lados. Retorne à posição inicial.
3. Estenda os membros superiores em sentidos opostos com o membro direito direcionado para cima e para o mesmo lado. Retorne à posição inicial.
4. Estenda os membros superiores lateralmente. Retorne à posição inicial.
5. Estenda os membros superiores em sentidos opostos com o membro esquerdo direcionado para cima e para o mesmo lado. Retorne à posição inicial.
6. Execute três séries de cinco repetições do padrão *cheerleader*.
7. Para progredir neste exercício, utilize uma faixa elástica mais resistente.

Músculos envolvidos

Primários: trapézio (partes transversa e ascendente), romboides, manguito rotador (supraespinal, infraespinal, redondo menor, subescapular)
Secundários: bíceps braquial, deltoide (partes clavicular, espinal e acromial)

Enfoque no basquete

Fortaleça os músculos estabilizadores da escápula a fim de promover padrões adequados de disparo muscular que contribuam para o arremesso, a defesa e o bloqueio.

DESENVOLVIMENTO

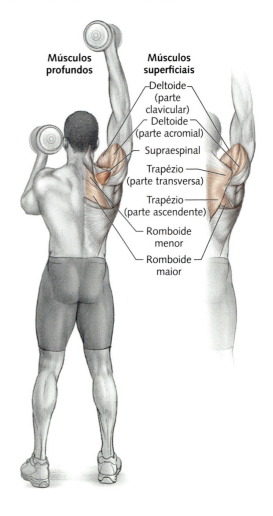

Execução

1. Fique em pé segurando uma barra ou halteres. Flexione os cotovelos em 30°.
2. Segure os pesos no nível dos ombros. Para levantar os pesos, eleve os membros superiores acima da cabeça até a posição de extensão completa. Os pesos devem subir no sentido vertical, finalizando com braços e orelhas alinhados. Não estenda o dorso ou olhe para cima.
3. Abaixe lentamente os pesos até a posição inicial.
4. Execute três séries de 10 repetições.
5. Para progredir neste exercício, aumente o peso.

Músculos envolvidos

Primários: manguito rotador (supraespinal, infraespinal, redondo menor, subescapular)
Secundários: deltoide (partes clavicular e acromial), trapézio (partes transversa e ascendente), romboides, reto do abdome

Enfoque no basquete

O fortalecimento dos músculos do manguito rotador aumenta a força global do ombro, contribuindo para a melhora do arremesso, da defesa e do bloqueio.

ARREMESSO DE BOLA MEDICINAL ACIMA DA CABEÇA

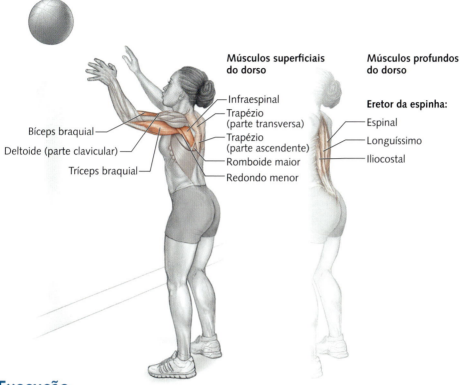

Execução

1. Fique em pé a poucos centímetros de uma parede. Segure uma bola medicinal acima da cabeça com os braços flexionados em 90°.
2. Durante 10 segundos, arremesse repetidamente a bola contra a parede, simulando um arremesso lateral do futebol.
3. Execute a quantidade recomendada de arremessos.
4. Para progredir neste exercício, utilize uma bola medicinal mais pesada ou aumente o tempo de arremesso.

Músculos envolvidos

Primários: bíceps braquial, tríceps braquial, manguito rotador (supraespinal, infraespinal, redondo menor, subescapular)

Secundários: deltoide (parte clavicular), trapézio (partes transversa e ascendente), romboides, multífidos, eretor da espinha (iliocostal, longuíssimo, espinal), transverso do abdome, reto do abdome

Enfoque no basquete

O fortalecimento pliométrico aumenta a potência e ajuda no arremesso e no rebote.

161

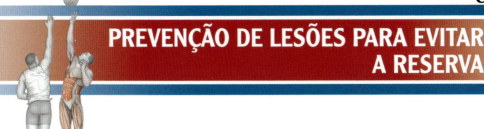

PREVENÇÃO DE LESÕES PARA EVITAR A RESERVA

CAPÍTULO 9

A melhor maneira de tratar uma lesão é nunca se lesionar. Os jogadores de basquete querem estar na quadra e não no banco de reservas. O condicionamento e o treinamento realizados de forma inteligente ajudam a evitar lesões crônicas causadas por sobrecarga de exercícios, movimentos repetitivos e excesso de treinamento. Isso se traduz em arremessos de três pontos sem dor no ombro e contra-ataques rápidos sem mancar.

As duas articulações mais importantes do corpo relacionadas ao desempenho no basquete são as do joelho e do ombro. Apesar de, na NBA, as lesões do ligamento cruzado anterior (LCA) constituírem pouco mais de 13% de todas as lesões no basquete, elas estão entre as mais debilitantes, seguidas pelas lesões do complexo do ombro. Os joelhos desempenham um papel fundamental no sucesso do atleta no basquete, pois estão envolvidos em quase todos os movimentos, incluindo o de saltar para o rebote, correr na quadra e mudar de direção. Os ombros trabalham em todos os movimentos de arremesso, bloqueio e rebote. Lesões por sobrecarga de movimentos do ombro são comuns em virtude dos frequentes movimentos executados acima da cabeça.

Neste capítulo, abordaremos as principais formas de se evitar lesões nessas regiões (pré-habilitação, se preferir), começando com os joelhos.

Prevenção de lesões do LCA

Os programas de prevenção de lesão do LCA têm recebido muita atenção nos últimos anos principalmente em virtude da alta frequência desse tipo de lesão e de seus efeitos devastadores.

Um ligamento é composto de tecido conjuntivo fibroso denso e proporciona estabilidade entre dois ossos. O LCA (Fig. 9.1) conecta a face medial do côndilo lateral do fêmur à porção anteromedial da eminência intercondilar na face articular superior (platô) da tíbia. A função do LCA é limitar a rotação medial e a translação anterior da tíbia em relação ao fêmur.

O basquete tem a mais alta taxa de ruptura de LCA entre os esportes (Prodromos et al. 2007). No basquete, as mulheres são de quatro a seis vezes mais propensas a sofrer lesão do LCA que os homens, e os atletas que cursam o ensino médio parecem ainda mais suscetíveis que os universitários e os jogadores profissionais de basquete. Além disso, os efeitos devastadores de uma ruptura do LCA requerem atenção significativa. Pense nos efeitos da dor em curto prazo, na limitação de função, na difícil decisão de se submeter a uma reconstrução cirúrgica e na reabilitação intensa necessária para o retorno, sem levar em conta a ausência em pelo menos uma temporada inteira de competição. Vinte e três por cento de todas as pessoas que tiveram ruptura de LCA sofrerão uma segunda lesão nesse ligamento. Os efeitos em longo prazo podem ser ainda piores. Vários estudos indicam que há 100% de chance de desenvolver osteoartrite no joelho no período de 20 anos de lesão, tendo o atleta se submetido à reconstrução ou não. Isso significa que uma jogadora de 15 anos de idade que sofreu ruptura do LCA apresentará artrite clinicamente significativa no joelho até os 35 anos de idade, além de 25% de chance de romper ou lesionar seu outro joelho. A prevenção é o melhor método de tratamento para o LCA.

A questão de saber se uma lesão de LCA pode ser prevenida é calorosamente debatida na literatura. Infelizmente, não existe 100% de garantia para nenhum programa. Pode ser uma questão de semântica, mas deve-se pensar nisso como redução de lesões em vez de prevenção. A verdade é que você simplesmente não pode evitar todas as rupturas, mas pode ajudar a reduzi-las em quantidade. É improvável que você evite uma ruptura de LCA por trauma direto; no entanto, a maioria desses rompimentos são lesões sem contato, ou seja, as lesões estão mais relacionadas à maneira como um atleta se move quando joga basquete. É óbvio que se você pode treinar para se movimentar da maneira correta e fortalecer a musculatura envolvida no controle de padrões de movimento eficiente, então pode reduzir a probabilidade de lesão.

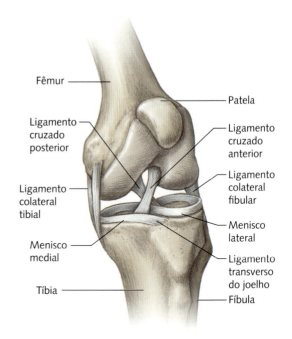

Figura 9.1 Ligamentos e tecidos do joelho.

Lesões de LCA geralmente ocorrem em decorrência da associação de três movimentos: maior rotação lateral da tíbia, maior rotação medial e adução do fêmur no quadril e valgo dinâmico do joelho. Normalmente, ao ocorrerem de maneira isolada, esses movimentos não lesionam o LCA, porém, quando combinados, a sobrecarga é muito grande.

Vamos analisar melhor o conceito conhecido como valgo dinâmico. A palavra *valgo* indica que o joelho está posicionado medialmente ("pernas em X"); por outro lado, *varo* indica um joelho lateralizado ("pernas arqueadas"). O valgo dinâmico ocorre quando o joelho do atleta se posiciona medialmente de modo exagerado durante atividade física como ao aterrissar de um rebote. Esse movimento em valgo promove a incidência de forças anormais sobre o LCA, tornando o joelho suscetível a uma entorse. Esse cenário geralmente ocorre durante a aterrissagem de um salto, o giro de pivô ou o corte. No que diz respeito especificamente ao corte, é comum que estas forças elevadas ocorram quando um atleta desacelera em uma corrida na tentativa de mudar rapidamente de direção. Isso se aplica, sobretudo, quando quaisquer dessas ações não são previstas, o que ocorre frequentemente no basquete. Por exemplo, um jogador que segue em direção à cesta tenta superar estrategicamente outro jogador. Se o tronco, o quadril e os músculos do membro inferior do jogador não forem fortes o suficiente no momento exato da desaceleração para manter o alinhamento ideal, o membro inferior colapsa nessa posição perigosa (valgo dinâmico), expondo o ligamento à lesão. Isso pode e geralmente acontece em uma fração de segundo.

Graças ao excelente trabalho realizado no Cincinnati Children's Hospital pelos pesquisadores Timothy Hewett, Gregory Myer e Kevin Ford, os programas de treinamento para prevenção de lesões de LCA avançaram até atingir o nível atual (Myer et al. 2008; Myer, Ford, e Hewett 2004, 2008). Esses pesquisadores discutem sobre os padrões de desequilíbrio neuromuscular que predispõem atletas à lesão do LCA, além da maneira de identificá-los e do melhor treinamento para corrigi-los. Quatro padrões de desequilíbrio neuromuscular foram identificados: dominância ligamentar, do quadríceps femoral, de membro inferior e de tronco. Em um pleno programa de prevenção de lesão do LCA, o processo de treinamento é muito mais extenso e requer um *feedback* criterioso de um profissional qualificado. Os exercícios e treinos avançam gradualmente de acordo com as necessidades de cada atleta. A progressão ocorre dos exercícios de força mais estacionários aos mais dinâmicos, nos quais se prioriza a potência e a técnica a fim de preparar melhor o atleta para os esforços e exigências do esporte. Não há um programa único para todos. O Professional Athletic Performance Center em Garden City, Nova York, oferece um programa que preenche a lacuna entre o término da fisioterapia tradicional e o início do treinamento de desempenho no esporte. Na próxima seção, são apresentados alguns exercícios de força básicos para cada padrão de desequilíbrio neuromuscular.

LCA: dominância ligamentar

Agachamento com faixa elástica
Deslocamento defensivo com faixa elástica
Concha lateral

LCA: dominância do quadríceps femoral

Flexão de joelhos com bola suíça
Flexão russa

LCA: dominância de membro inferior

Agachamento unipodal sobre caixa
Agachamento búlgaro

LCA: dominância de tronco

Abdominal supra e infra sobre meia-bola Bosu®
Flexão lateral sobre bola suíça

Padrão I de desequilíbrio neuromuscular: dominância ligamentar

O padrão de dominância ligamentar, ou valgo dinâmico, é a posição de "pernas em X". Para evitar esse padrão de movimento perigoso, você precisa fortalecer a musculatura lateral do quadril. A seguir, são apresentados três exercícios para conter a dominância ligamentar.

AGACHAMENTO COM FAIXA ELÁSTICA

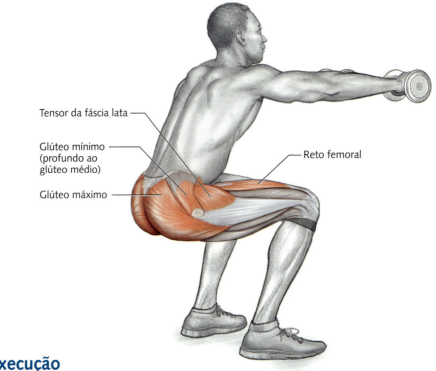

Tensor da fáscia lata
Glúteo mínimo (profundo ao glúteo médio)
Glúteo máximo
Reto femoral

Execução

1. Coloque uma faixa elástica ao redor das pernas, logo abaixo dos joelhos. Oponha resistência de acordo com sua capacidade de manter ambas as pernas afastadas na largura dos ombros e os joelhos bem alinhados.
2. Agache-se até as coxas ficarem paralelas ao solo. Na posição mais baixa do agachamento, continue a aplicar tensão lateral na faixa elástica a fim de ativar o glúteo médio e o glúteo mínimo.

Músculos envolvidos

Primários: quadríceps femoral (reto femoral, vasto lateral, vasto medial, vasto intermédio), glúteo médio, glúteo mínimo

Secundários: tensor da fáscia lata, isquiocrurais (bíceps femoral, semimembranáceo, semitendíneo)

Enfoque no basquete

O agachamento com faixa elástica desenvolve força no quadril para estabilizar o corpo durante o corte e ao mudar de direção. Se você é um iniciante, comece com a faixa elástica menos resistente e aumente a resistência à medida que a força cresce. A posição correta do pé e a atenção ao posicionamento do joelho são importantes como em qualquer agachamento.

DESLOCAMENTO DEFENSIVO COM FAIXA ELÁSTICA

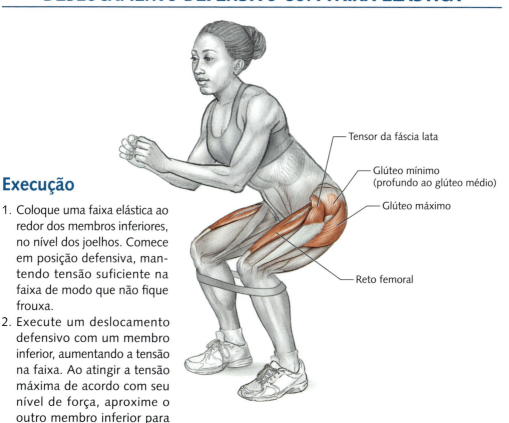

Tensor da fáscia lata
Glúteo mínimo (profundo ao glúteo médio)
Glúteo máximo
Reto femoral

Execução

1. Coloque uma faixa elástica ao redor dos membros inferiores, no nível dos joelhos. Comece em posição defensiva, mantendo tensão suficiente na faixa de modo que não fique frouxa.
2. Execute um deslocamento defensivo com um membro inferior, aumentando a tensão na faixa. Ao atingir a tensão máxima de acordo com seu nível de força, aproxime o outro membro inferior para retornar à posição defensiva ideal.
3. Execute esse padrão de acordo com a distância ou repetições recomendadas.
4. Repita o procedimento movendo-se na direção oposta.

Músculos envolvidos

Primários: quadríceps femoral (reto femoral, vasto lateral, vasto medial, vasto intermédio), glúteo médio, glúteo mínimo

Secundários: tensor da fáscia lata, isquiocrurais (bíceps femoral, semimembranáceo, semitendíneo)

Enfoque no basquete

Este exercício simula o deslocamento defensivo do basquete. Você pode executá-lo com os membros superiores afastados do tronco, como se estivesse defendendo-se de um adversário. Da mesma forma que no agachamento com faixa elástica, este exercício ajuda a desenvolver força nos quadris. Especialmente para as jogadoras de basquete, a força nos quadris e na região glútea é importante para estabilizar a perna durante o giro de pivô e o corte.

CONCHA LATERAL

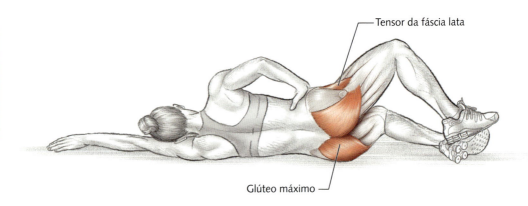

Tensor da fáscia lata
Glúteo máximo

Execução

1. Coloque uma faixa elástica ao redor dos membros inferiores, logo acima dos joelhos. Deite-se em decúbito lateral com os joelhos e os quadris flexionados em aproximadamente 90°. A cabeça, os ombros, os joelhos e os tornozelos devem estar alinhados.
2. Mantendo uma boa postura em decúbito lateral, afaste os joelhos e rode lateralmente a coxa a fim de criar tensão na faixa. Retorne à posição inicial.
3. Execute a quantidade recomendada de repetições e alterne os lados.

Músculos envolvidos

Primários: glúteo médio, glúteo mínimo, tensor da fáscia lata, piriforme, obturador externo, quadrado femoral
Secundário: sartório

Enfoque no basquete

Este exercício desenvolve força na região glútea e nos quadris. Ao realizá-lo, evite rotação excessiva da parte superior do corpo. Mantenha a cabeça, os ombros, os joelhos e os tornozelos alinhados. Não permita que os pés se afastem enquanto roda a coxa; o movimento inteiro ocorre no quadril.

Padrão II de desequilíbrio neuromuscular: dominância do quadríceps femoral

Na dominância do quadríceps femoral, esse grupo muscular predomina sobre o dos isquiocrurais. É difícil avaliar esse desequilíbrio com precisão sem dados objetivos como os de um dispendioso teste isocinético, mas o olhar experiente de um treinador pode identificá-lo quando você aterrissa com joelhos rígidos. Na medida em que você não alcança a flexão total do joelho, o treinador pode afirmar corretamente que isso se deve à fraqueza implícita dos isquiocrurais e uma dependência excessiva da força do quadríceps femoral. Esse desequilíbrio não permite que os isquiocrurais atenuem a força. Para corrigir esse padrão, observe com atenção toda a cadeia posterior (isquiocrurais, glúteos e região lombar) a fim de absorver melhor as forças de aterrissagem durante um salto. A seguir, dois exercícios para isquiocrurais que se opõem à dominância do quadríceps femoral.

FLEXÃO DE JOELHOS COM BOLA SUÍÇA

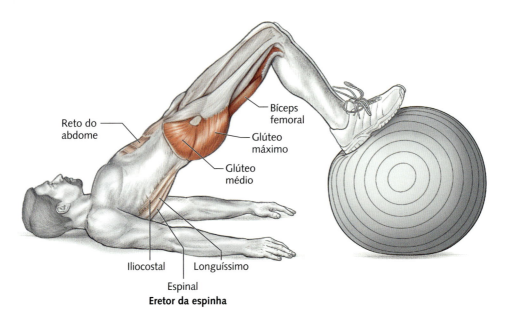

Execução

1. Deite-se em decúbito dorsal com os dois pés apoiados sobre uma bola suíça e os membros inferiores estendidos.
2. Levante os quadris do solo para executar uma ponte.
3. A partir dessa posição, flexione os joelhos, role a bola em direção às nádegas e em seguida em direção oposta. Desça até a posição inicial.
4. Execute a quantidade recomendada de repetições.

Músculos envolvidos

Primários: isquiocrurais (bíceps femoral, semimembranáceo, semitendíneo), glúteo máximo, glúteo médio, glúteo mínimo
Secundários: eretor da espinha (iliocostal, longuíssimo, espinal), reto do abdome

Enfoque no basquete

Uma das lesões mais importantes que você pode sofrer durante a temporada é uma distensão dos isquiocrurais. Esse tipo de lesão pode durar meses se não for tratada adequadamente e pode se prolongar. A flexão de joelhos com bola suíça desenvolve força nos músculos isquiocrurais, como também aumenta a força abdominal e lombar durante o movimento de ponte. As jogadoras de basquete requerem mais força na região posterior, pois muitas são quadríceps-dominantes durante a aterrissagem e o corte. O aumento de força nos isquiocrurais pode ajudar a proteger os joelhos durante esses tipos de movimentos.

FLEXÃO RUSSA

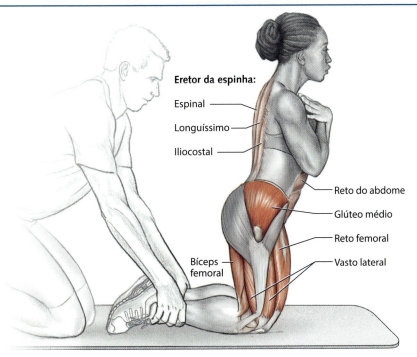

Execução

1. Ajoelhe-se sobre os dois joelhos e peça a um parceiro para imobilizar seus tornozelos. Posicione os braços ao lado do tronco, com os cotovelos flexionados e os antebraços cruzados na frente do corpo.
2. Estenda os joelhos mantendo a coluna vertebral em posição neutra. Desça o máximo que puder.
3. Ao conseguir o máximo de amplitude sem flexionar os quadris, retorne à posição inicial usando os isquiocrurais.
4. Execute a quantidade recomendada de repetições.

Músculos envolvidos

Primários: isquiocrurais (bíceps femoral, semimembranáceo, semitendíneo), glúteo médio, glúteo mínimo
Secundários: eretor da espinha (iliocostal, longuíssimo, espinal), reto do abdome

Enfoque no basquete

A flexão russa é um exercício de fortalecimento dos isquiocrurais mais avançado que exige a participação de um parceiro. Você pode usar este exercício como complemento durante uma sessão de treinamento. Em virtude do montante de corrida na quadra durante o jogo, a força limitada dos isquiocrurais o expõe a um maior risco de lesão.

Padrão III de desequilíbrio neuromuscular: dominância de membro inferior

A dominância de membro inferior está relacionada à força assimétrica, isto é, um membro é mais forte do que o outro. Isso pode existir naturalmente se você prioriza um membro inferior, semelhante ao que ocorre com a dominância manual. Isso também pode acontecer quando você retorna de lesão, mas nunca alcança a força total que possuía antes. A solução para corrigir esse padrão é realizar movimentos bilaterais de força, como os agachamentos, e treinar progressivamente por meio de exercícios de apoio unipodal como os avanços e subidas no *step*. Para combater a dominância de membro inferior em nossos programas de treinamento de força, normalmente dedicamos um terço dos exercícios de membro inferior ao trabalho unilateral. Aqui estão dois excelentes exercícios de apoio unipodal.

AGACHAMENTO UNIPODAL SOBRE CAIXA

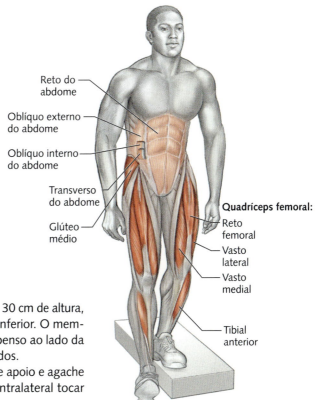

Execução

1. Fique em pé sobre uma caixa de 30 cm de altura, equilibrado sobre um membro inferior. O membro contralateral deve ficar suspenso ao lado da caixa com os pés dorsiflexionados.
2. Flexione o joelho do membro de apoio e agache lentamente até o calcanhar contralateral tocar o solo.
3. Em seguida, levante-se até a posição inicial.
4. Execute a quantidade recomendada de repetições e alterne os membros inferiores.

Músculos envolvidos

Primários: glúteo máximo, glúteo médio, glúteo mínimo, quadríceps femoral (reto femoral, vasto lateral, vasto medial, vasto intermédio), semimembranáceo, semitendíneo, tibial anterior

Secundários: eretor da espinha (iliocostal, longuíssimo, espinal), transverso do abdome, reto do abdome, oblíquo externo do abdome, oblíquo interno do abdome

Enfoque no basquete

O agachamento unipodal sobre caixa requer força e equilíbrio. Se você é iniciante neste exercício e tem dificuldade para manter o equilíbrio, segure-se em algo firme. Este exercício desenvolve força e estabilidade no membro inferior mais fraco. Preocupe-se com executar a técnica correta durante este exercício. Você notará diferença de força entre os lados, especialmente se tomar maior impulso em seu lado dominante ao penetrar e saltar para a cesta ou realizar uma bandeja.

AGACHAMENTO BÚLGARO

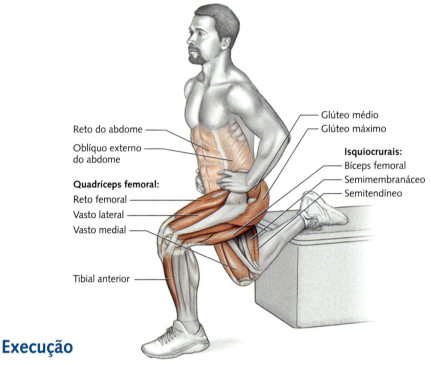

Execução

1. Comece em posição de avanço com o peso distribuído sobre o membro inferior dianteiro e o membro oposto apoiado atrás do corpo sobre um banco de musculação ou caixa. Você pode executar este exercício com uma barra sobre os ombros.
2. Agache até o joelho do membro dianteiro estar flexionado a 90°. Avance a perna dianteira o suficiente para não ultrapassar o nível do tornozelo.
3. Execute a quantidade recomendada de repetições e alterne os membros inferiores.

Músculos envolvidos

Primários: glúteo máximo, glúteo médio, glúteo mínimo, quadríceps femoral (reto femoral, vasto lateral, vasto medial, vasto intermédio), semimembranáceo, semitendíneo, tibial anterior

Secundários: eretor da espinha (iliocostal, longuíssimo, espinal), transverso do abdome, reto do abdome, oblíquo externo do abdome, oblíquo interno do abdome

Enfoque no basquete

Da mesma forma que o agachamento unipodal, o agachamento búlgaro é um exercício avançado, porém requer mais estabilidade do tronco do que o primeiro, pois o pé traseiro fica apoiado sobre uma caixa ou banco de musculação. Você descobrirá que um lado é mais forte do que o outro, portanto, não se esqueça de manter a postura correta no seu lado mais fraco. A força de um membro inferior o ajuda a gerar mais força no solo durante o salto com um só membro. Ela também ajuda ao aterrissar de um rebote.

Padrão IV de desequilíbrio neuromuscular: dominância de tronco

A dominância de tronco também é conhecida como *core* fraco. Esse padrão é aparente quando você não pode controlar seu corpo e o centro de gravidade não se mantém sobre a base de apoio. Isso pode ser corrigido pelo fortalecimento dos músculos do tronco e o desenvolvimento de níveis mais elevados de propriocepção (consciência corporal). A seguir, são apresentados dois exercícios indicados para dominância de tronco.

ABDOMINAL SUPRA E INFRA SOBRE MEIA-BOLA BOSU®

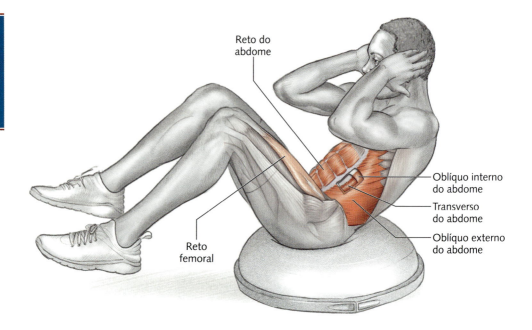

Execução

1. Sente-se sobre uma meia-bola Bosu® de modo a ficar equilibrado.
2. Flexione o tronco e os quadris ao mesmo tempo. Flexione os joelhos e os cotovelos e apoie as mãos sobre as orelhas.
3. Execute a quantidade recomendada de repetições.

Músculos envolvidos

Primários: reto do abdome, transverso do abdome, oblíquo interno do abdome, oblíquo externo do abdome

Secundários: eretor da espinha (iliocostal, longuíssimo, espinal), reto femoral, iliopsoas

Enfoque no basquete

Um *core* forte é necessário para todos os movimentos atléticos – correr, saltar e defender. A preservação de um *core* forte o ajudará a manter-se em posição quando um adversário rapidamente investir contra você. Os músculos do tronco estabilizam o seu centro de gravidade durante a mudança de direção ou aterrissagem de um salto. Ao cortar e fixar o pé de apoio, a energia cinética continua a menos que você tenha força no tronco para interrompê-la. Se não tiver essa força no tronco, você terá maior risco de lesão no joelho.

FLEXÃO LATERAL SOBRE BOLA SUÍÇA

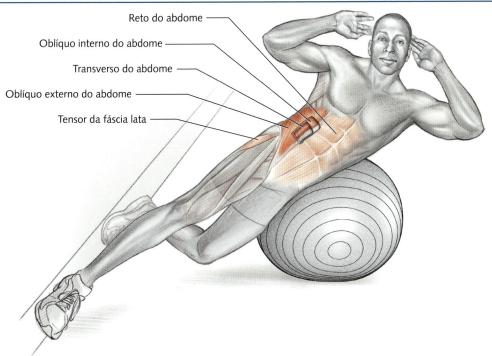

Execução

1. Incline-se lateralmente com uma bola suíça posicionada sob os quadris. Cruze uma perna sobre a outra e firme os pés contra uma parede para estabilizar a parte inferior do corpo.
2. Mantenha o corpo alinhado dos ombros aos quadris, joelhos e tornozelos. Flexione lateralmente a parte superior do corpo sobre a bola suíça e, em seguida, retorne à posição inicial. Segure uma bola medicinal acima da cabeça para avançar neste exercício e torná-lo mais desafiador.
3. Execute a quantidade recomendada de repetições e alterne os lados.

Músculos envolvidos

Primários: oblíquo interno do abdome, oblíquo externo do abdome, transverso do abdome
Secundários: eretor da espinha (iliocostal, longuíssimo, espinal), reto do abdome, tensor da fáscia lata

Enfoque no basquete

Da mesma forma que o abdominal supra e infra sobre a meia-bola Bosu®, a flexão lateral sobre bola suíça desenvolve a musculatura lateral necessária para rotação e flexão lateral. Como você se move em múltiplos planos, todas as regiões do tronco precisam ser fortes. Ao saltar e disputar um rebote, a parte superior de seu corpo pode se movimentar de maneira estranha. Um *core* forte ajuda a estabilizar a parte superior do corpo de modo a reduzir a quantidade de estresse sobre os seus joelhos quando você aterrissa de um salto.

Prevenção de lesões do ombro

O termo *discinesia escapular* foi inventado pelo Dr. J.P. Warner (1992), que encontrou esse distúrbio em 64% de seus pacientes com instabilidade glenoumeral e em quase 100% dos pacientes com pinçamento do manguito rotador. Esse distúrbio também é conhecido como "SICK" da escápula: mau posicionamento escapular, proeminência inferomedial da escápula, dor e mau posicionamento do processo coracoide e discinesia (*dyskinesis*) de movimento escapular. Ela descreve o movimento anormal da escápula durante o exercício. Essa síndrome geralmente ocorre em atletas que praticam esportes acima da cabeça, como arremessadores/lançadores e jogadores de basquete, e muitas vezes é caracterizada pela posição escapular anormal, como a "queda" do ombro ou a escápula alada.

Acredita-se que a discinesia escapular contribua para o desenvolvimento de lesões no ombro como a síndrome do impacto. Embora possa parecer que o ombro acometido ocupe uma posição mais baixa do que o ombro contralateral, a realidade é que a escápula afetada está mal posicionada; muitas vezes ela se apresenta inclinada para a frente e protraída. Esse mau posicionamento da escápula pode prejudicar o complexo do ombro ao levantar-se o braço acima da cabeça.

As articulações do ombro (glenoumeral ou em bola e soquete) e escapulotorácica (contato da escápula com a caixa torácica) movem-se em uma sequência específica durante o movimento acima da cabeça. Em um ombro normal, as duas articulações apresentam relação específica durante movimentos acima da cabeça nos planos sagital e coronal. No início da elevação do braço, os primeiros 30° representam a fase de ajuste do movimento. De 30 a 90°, para cada 2° de elevação do braço há 1° de rotação superior da escápula. À medida que o braço se movimenta de 90 a 180° acima da cabeça, essa proporção é ajustada para 1:1. Portanto, ao levantar o braço acima da cabeça, ele sobe 120° enquanto a escápula roda 60°, resultando em uma amplitude total de movimento do ombro de 180°.

Essa sequência combinada no movimento acima da cabeça é fundamental. Durante esse movimento, é importante que a cabeça do úmero (bola) se mantenha em posição no centro da cavidade glenoidal (soquete). Levando-se em conta que a cavidade glenoidal é parte da escápula, o posicionamento adequado desse osso durante o movimento acima da cabeça é importantíssimo. O desvio da escápula, ou discinesia escapular, no decorrer da amplitude do movimento pode resultar em lesão no ombro, especialmente se o movimento é repetitivo como no basquete. A prevenção dessa condição é importante não apenas para jogar continuamente sem lesões por toda a temporada, mas também para obter o melhor desempenho no basquete.

Três causas comuns de discinesia escapular e possível patologia do ombro são o encurtamento de músculos e da parte posterior da cápsula, a fraqueza muscular e a fadiga muscular. Em geral, o encurtamento que comumente acompanha a discinesia escapular ocorre no peitoral menor, que pode causar inclinação anterior da escápula, e na porção posterior da cápsula do ombro; isso pode resultar em déficit de rotação medial na articulação do ombro (GIRD)[1]. O GIRD cria uma obrigatoriedade de translação anterior e superior da cabeça do úmero associada à perda de rotação medial na articulação do ombro.

A fraqueza muscular habitual na região da escápula ocorre nos músculos serrátil anterior, trapézio (partes ascendente e transversa) e romboides. Quando estão fracos ou inibidos, esses músculos têm uma capacidade limitada de produzir torque e estabilizar a escápula. Outro efeito da fraqueza são os padrões anormais de contração desses músculos, resultando em deficiência mecânica e mau posicionamento da escápula.

---

1 N.T.: GIRD = *glenohumeral internal rotation deficit*.

A fadiga muscular também pode afetar o movimento da articulação do ombro como foi documentado em um clássico estudo de pesquisa pelo Dr. T.L. Wickiewicz (Chen et al. 1999). Provou-se que a fadiga muscular no ombro resulta na migração superior da cabeça do úmero a partir da posição normal – no centro da cavidade glenoidal – resultando em estreitamento do espaço subacromial e criando condições para uma possível síndrome do impacto no ombro. A fadiga também afeta a posição da escápula, que pode rodar anteriormente, protrair e rodar inferiormente. A combinação dessa posição escapular anormal com a migração superior do úmero pode resultar em patologia do ombro. Os exercícios a seguir podem ajudar a prevenir a discinesia escapular e reduzir o risco dessa patologia.

Alongamento da parte posterior da cápsula em decúbito lateral
Alongamento dos peitorais
Elevação no plano escapular
Flexão no solo com protração escapular
Desenvolvimento pela frente
Remada sentada
Abdução horizontal

ALONGAMENTO DA PARTE POSTERIOR DA CÁPSULA EM DECÚBITO LATERAL (ALONGAMENTO *SLEEPER*)

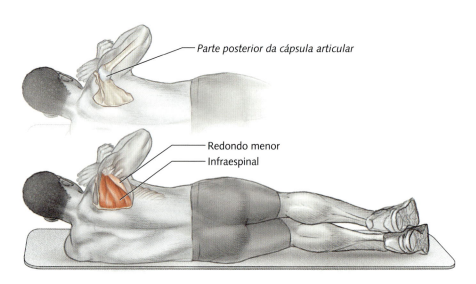

Execução

1. Deite-se em decúbito lateral com a cabeça levantada ou apoiada em travesseiros.
2. Levante o braço que está em contato com o solo até 90° e flexione o cotovelo em 90°. Flexione os joelhos para manter uma base estável.
3. Apoie a mão do membro oposto logo abaixo (proximal) do punho do lado afetado e empurre lentamente (rotação no ombro) o antebraço em direção ao solo até sentir um leve alongamento. Não se esqueça de manter o ombro e o cotovelo flexionados em 90°.
4. Mantenha-se em posição de alongamento por 20 a 30 segundos.
5. Execute três a cinco repetições. Alterne os lados.

Músculos envolvidos

Primários: parte posterior da cápsula articular[2], infraespinal
Secundário: redondo menor

Enfoque no basquete

O alongamento *sleeper* é tradicionalmente considerado o alongamento do beisebol, mas também é bastante útil para os jogadores de basquete, esporte que requer repetidos movimentos com o membro superior estendido acima da cabeça durante o ataque e a defesa. Flexibilidade e mobilidade ótimas nessa região melhoram a função do ombro.

---

2 N.T.: a parte posterior da cápsula, como descrita neste livro, inclui os tendões de três músculos do manguito rotador como reforço: supraespinal, infraespinal e redondo menor.

ALONGAMENTO DOS PEITORAIS

Execução

1. Fique em pé no vão de uma porta.
2. Eleve os dois braços em 90° (no nível dos ombros). Flexione os cotovelos em 90° e apoie os antebraços nas laterais do batente da porta.
3. Incline-se gentilmente para a frente através do vão da porta até sentir um leve alongamento nos músculos peitorais.
4. Mantenha-se nessa posição por 20 a 30 segundos.
5. Execute de três a cinco repetições.

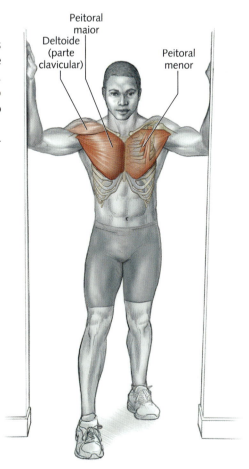

Músculos envolvidos

Primários: peitoral maior, peitoral menor
Secundário: deltoide (parte clavicular)

Enfoque no basquete

A flexibilidade dos músculos peitorais maiores lhe permite manter uma posição defensiva adequada enquanto seus membros superiores são levantados acima da cabeça, sobretudo para bloquear arremessos. Quando não há flexibilidade suficiente nos peitorais, o movimento de estender os membros superiores acima da cabeça ou para os lados não é eficiente nem eficaz, especialmente se você tem membros longos.

ELEVAÇÃO NO PLANO ESCAPULAR

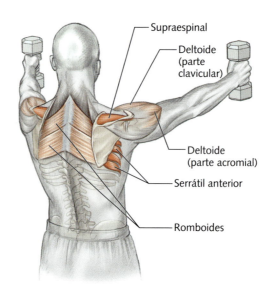

Execução

1. Fique em posição vertical com os pés afastados na largura dos ombros. Segure um halter com peso adequado em cada mão, posicionando-as junto à face lateral das coxas com os polegares direcionados para a frente.
2. Eleve os membros superiores, mantendo-os a 45° do plano mediano do corpo, até atingirem o nível dos ombros.
3. Abaixe os halteres com cuidado até a posição inicial.
4. Execute a quantidade recomendada de repetições.

Músculos envolvidos

Primários: serrátil anterior, supraespinal
Secundários: deltoide (partes clavicular e acromial), romboides

Enfoque no basquete

Este exercício desenvolve o par de forças no cíngulo do membro superior necessário para movimentar com eficiência os membros superiores acima da cabeça para o arremesso. Ele também combate desequilíbrios musculares que geralmente ocorrem quando esses músculos são negligenciados em detrimento de exercícios tradicionais mais comuns, como o supino reto.

FLEXÃO NO SOLO COM PROTRAÇÃO ESCAPULAR

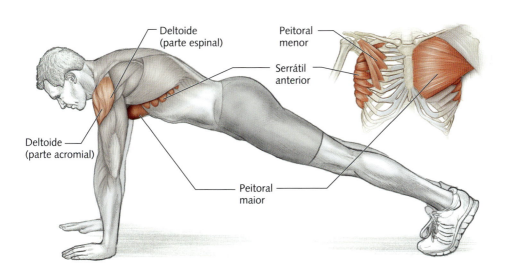

Execução

1. Deite-se em decúbito ventral e assuma a posição tradicional de flexão no solo com as mãos apoiadas no solo e afastadas na largura dos ombros, os cotovelos flexionados e corpo completamente estendido.
2. Mantendo o corpo reto, estenda os membros superiores até atingir o limite superior da flexão no solo.
3. Continue a exercer força contra o solo para elevar a parte superior do dorso até 5-8 cm acima do nível dos ombros.
4. Desça o corpo até o solo para retornar à posição inicial.
5. Execute a quantidade recomendada de repetições.

Músculos envolvidos

Primários: serrátil anterior, peitoral maior, peitoral menor
Secundário: deltoide (partes espinal e acromial)

Enfoque no basquete

A flexão no solo com protração escapular tem sido o exercício preferido para fortalecer o serrátil anterior e o grupo dos peitorais, músculos importantes para o passe e o arremesso no basquete.

DESENVOLVIMENTO PELA FRENTE

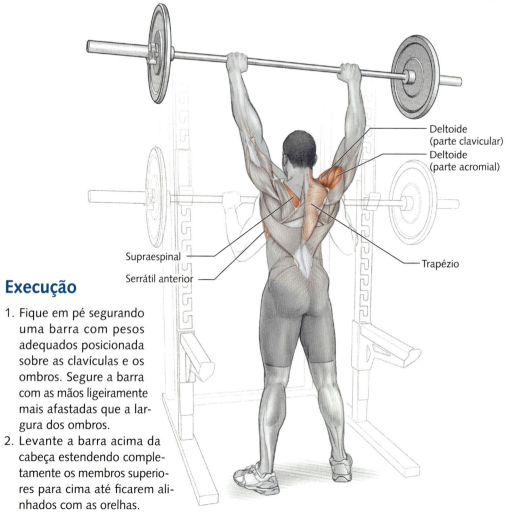

Execução

1. Fique em pé segurando uma barra com pesos adequados posicionada sobre as clavículas e os ombros. Segure a barra com as mãos ligeiramente mais afastadas que a largura dos ombros.
2. Levante a barra acima da cabeça estendendo completamente os membros superiores para cima até ficarem alinhados com as orelhas.
3. Abaixe a barra devagar e com cuidado até a posição inicial.
4. Execute a quantidade recomendada de repetições.

Músculos envolvidos

Primários: serrátil anterior, deltoide (partes clavicular e acromial), supraespinal
Secundários: subescapular, trapézio

Enfoque no basquete

É fundamental ter força e flexibilidade para arremessar e bloquear acima da cabeça. O desenvolvimento pela frente satisfaz especificamente essas necessidades e também ajuda a prevenir discinesia escapular, condição comumente observada em jogadores de basquete.

REMADA SENTADA

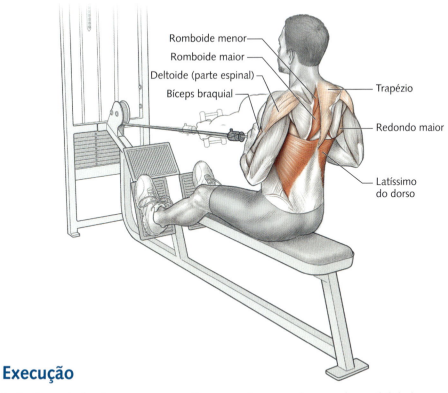

Execução

1. Sente-se de frente para um aparelho com cabo ou, se houver disponibilidade, use um aparelho de remada sentada. Apoie com firmeza os dois pés na plataforma e flexione levemente os joelhos. Segure os puxadores com as palmas voltadas medialmente.
2. Estabilize os músculos da parte superior do dorso e tracione os puxadores com velocidade controlada em direção à parte inferior do tórax mantendo os cotovelos ao lado do tronco. Não permita que os cotovelos ultrapassem o plano do tronco. Mantenha a coluna vertebral ereta e não se incline para trás.
3. Mantendo o tronco estável, permita que os puxadores retornem à posição inicial pela extensão lenta e cuidadosa dos membros superiores.
4. Execute a quantidade recomendada de repetições.

Músculos envolvidos

Primários: latíssimo do dorso, romboides
Secundários: trapézio, redondo maior, deltoide (parte espinal), bíceps braquial

Enfoque no basquete

Além de ajudá-lo a desenvolver a musculatura para prevenir lesões no ombro, a remada sentada também lhe possibilita manter a posse da bola e protegê-la do adversário.

ABDUÇÃO HORIZONTAL

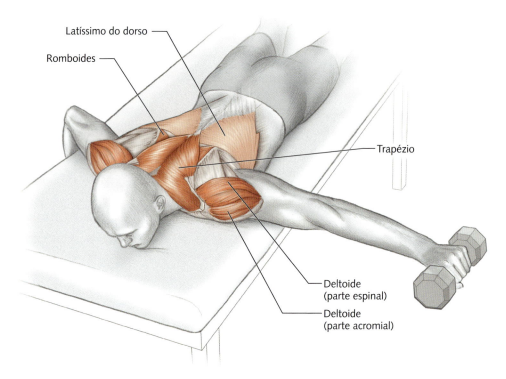

Execução

1. Deite-se em decúbito ventral sobre uma mesa ou banco largo de musculação, deixando suspenso em sua lateral o membro superior que será exercitado. Segure um halter de peso adequado na mão suspensa com o polegar direcionado para a frente.
2. Mantendo uma pegada firme no halter, levante o membro superior lateralmente até ficar completamente estendido.
3. Abaixe lentamente o membro superior até a posição inicial.
4. Execute a quantidade recomendada de repetições.

Músculos envolvidos

Primários: romboides, trapézio, deltoide (partes espinal e acromial)
Secundário: latíssimo do dorso

Enfoque no basquete

Este exercício o ajuda a desenvolver e manter a resistência nos membros superiores, necessária no final da segunda metade do último quarto do jogo para atacar ou defender com agressividade.

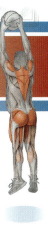

CAPÍTULO 10
JUNTANDO TUDO

O treinamento de basquete requer a realização de exercícios específicos, porém é igualmente importante ter um plano de ação organizado. Da mesma forma que em outras áreas da vida, como a poupança para que futuramente uma criança curse o ensino superior, a construção de uma casa, ou ainda a manutenção de uma conta para a aposentadoria, o plano de ação ajuda a cumprir objetivos. Cada objetivo requer um plano para assegurar aplicação, satisfação e resultados adequados. O programa de treinamento do atleta não é diferente. A avaliação, a preparação do atleta e do programa, a escolha e também a ordem dos exercícios são detalhadas neste capítulo.

Avaliação

Antes de estabelecer um programa de treinamento, você precisa anotar informações específicas a fim de garantir um regime adequado. Idade e gênero são fatores importantes. O mais importante é a história médica; registre qualquer problema crônico de saúde como asma ou diabete, deformidades e assimetrias musculoesqueléticas ou procedimentos cirúrgicos realizados. Liste e descreva os pontos fortes e fracos. Sem estar ciente dessas condições, capacidades e fraquezas, não é possível planejar um programa de treinamento.

Leve também em consideração a história de treinamento físico e o conhecimento de exercícios específicos. Objetivos (do treinador e do atleta) são fundamentais no basquete. Sem eles, não há foco para o programa. Muitos métodos de avaliação estão disponíveis. Selecione um que seja comprovadamente confiável e confortável para estabelecer.

Preparação do atleta

Infelizmente, muitos atletas jovens de hoje são menos ativos fisicamente do que aqueles do passado. Muitas vezes, ignoram as oportunidades que seus corpos têm, especificamente o sistema neuromuscular, de se adaptar e desenvolver a partir dos desgastes físicos naturais que ocorrem durante a infância. As dúvidas são: se caminhar, correr, andar de bicicleta, subir em árvores e brincar no pátio da escola são substituídos por pegar carona solidária e jogar *videogame*, apresentam-se as crianças menos fisicamente preparadas quando começam os treinamentos e as competições? As crianças de hoje estão preparadas para os exercícios que serão realizados durante um longo período sem se machucar? Serão capazes de evitar lesões?

A pergunta clássica que você pode ouvir de um treinador ou colega sobre o início de um programa de treinamento com peso é "quanto você pode levantar no supino reto?" em vez de "como você se prepara para o treino?". Você deve estabelecer e praticar os fundamentos antes de progredir para exercícios com alto nível de competência, necessário durante a competição. O mesmo pode ser dito em relação ao treinamento com pesos. Você deve se familiarizar com as habilidades básicas do treinamento com pesos e as técnicas de exercício antes de tentar levantar cargas pesadas. Dependendo da condição física e do histórico de treinamento, pode ser necessário incluir um período de preparação antes de participar do programa formal de treinamento com pesos. Esse período permitirá alcançar as qualidades físicas necessárias de flexibilidade dos tecidos moles; mobilidade articular; além de força e estabilidade dos músculos, tendões e articulações. Ele também melhorará o condicionamento físico global e a capacidade de trabalho.

Um período de preparação para o treinamento com pesos não é aplicado tão frequentemente quanto se supõe, mas isso se obtém de maneira muito simples em um tempo bastante curto. Métodos de treinamento como os complexos de Javorek, regimes básicos de exercícios que se tornaram populares pelo treinador de força e condicionamento Istvan "Steve" Javorek, são efetivos. (*Javorek Complex Conditioning*, 2.ed., 2013)

Preparação do programa

Se você é um treinador, deve desenvolver competências na elaboração de programas de treinamento para os seus atletas. Programas de treinamento devem ser individualizados a fim de considerar fatores como a história médica, o gênero, a idade biológica e de treinamento (experiência), o esporte e a posição do jogador. O objetivo do programa de treinamento com pesos é organizar de forma adequada a aplicação de alto nível de estresse (intensidade de carga) nos exercícios realizados para que ocorra adaptação do corpo. Esses exercícios são realizados repetidamente ao longo do tempo. Um programa adequadamente elaborado não só produzirá os resultados desejados, mas também evitará fadiga excessiva que pode resultar em lesão.

Escolha dos exercícios

Muitos exercícios de treinamento estão disponíveis para jogadores de basquete. Os exercícios específicos devem ser baseados nas necessidades e metas.

Exercícios primários são executados geralmente em posição ortostática; exigem equilíbrio, coordenação, sincronismo e contribuição de diferentes grupos musculares de múltiplas articulações para trabalhar em harmonia. Os exercícios primários também possibilitam a utilização de cargas mais pesadas quando relevantes para ganhar força e potência.

Exercícios de assistência demandam uma ação que trabalha apenas uma articulação ou a execução de um exercício isolado. Por exemplo, extensão de joelhos, flexão de joelhos, flexão de cotovelos (rosca) e extensão de cotovelos. Embora os exercícios de assistência desempenhem seu papel no treinamento, este livro se concentra nos exercícios primários, os quais têm enorme valor para uma transferência ideal na prática do basquete. Exercícios multiarticulares primários devem ser a base do programa de treinamento; exercícios de assistência (isolamento articular), se necessários, devem ser considerados para ajuste e otimização.

Ordem de execução

Na sequência de execução dos exercícios diários, é importante realizar exercícios de potência, como a metida ao peito, antes de exercícios de força, como o agachamento com barra. Movimentos de alta velocidade são mais estressantes para o sistema neuromuscular do que movimentos de força mais lentos; portanto, você não deve tentar exercícios de alta velocidade quando está cansado. Por exemplo, você provavelmente atingiria uma altura maior em um salto vertical (movimento com potência) após um período de aquecimento adequado, do que conseguiria com o corpo cansado após duas a três horas de basquete. No entanto, um jogo de basquete eficiente por duas a três horas ainda será possível após o salto vertical.

Se você incluir exercícios de assistência no programa, execute-os ao término de todos os exercícios primários.

Repetições por série

A quantidade de repetições realizadas em cada série de exercício varia de acordo com as necessidades do atleta e do tipo de exercício realizado. Embora a força e o volume muscular (hipertrofia) sejam complementares, diferentes repetições por série refletem maior prioridade na força que no volume muscular. As repetições realizadas por série para um exercício de força são representadas como:

- 10 repetições por série: aumento de força física com ênfase em hipertrofia muscular.
- 5 ou 6 repetições por série: aumento maior de força física do que com 10 repetições por série, com menor ênfase em hipertrofia muscular, embora ainda haja um desenvolvimento excelente de hipertrofia muscular.
- 1 a 3 repetições por série: o maior aumento de força física com a menor quantidade de hipertrofia muscular.

Para exercícios de potência, ou alta velocidade, com barra ou halteres, limite a 1 a 5 repetições por série. Muitas repetições resultarão em fadiga excessiva, limitando a força exercida e a técnica. A deficiência de técnica ao levantar uma barra com pesos, halteres ou *kettlebell* aumentará o risco de lesão.

Como regra geral, ao diminuir o número de repetições por série, deve-se aumentar a carga levantada.

Total de repetições para um exercício específico

A quantidade total de repetições realizadas (o resultado da soma das repetições de todas as séries) durante um exercício específico também deve ser levada em conta na elaboração de um programa. Para exercícios de força como o agachamento e o supino reto, o número total de repetições não deve exceder 35±3. Para exercícios de potência, esse número não deve ultrapassar 25±3, ou o corpo poderá sofrer em excesso pela fadiga.

As orientações para repetições por série e número total de repetições para um exercício específico ajudarão no desenvolvimento do programa diário.

Dias de treino por semana

Se você se dispõe a cumprir um regime de exercícios fora da temporada, com duração de 6, 8 ou 12 semanas (ou mais), o programa de treinamento com pesos geralmente é elaborado para três ou quatro dias por semana. Esses dias de treino são planejados com a finalidade de melhorar o desempenho atlético, enquanto evita sobretreinamento (que induz à fadiga excessiva) à medida que o programa de treinamento progride ao longo do tempo prescrito. Este capítulo descreve um programa de treinamento de três dias por semana, pois é um tipo de programa fácil de ser seguido e ao mesmo tempo bastante efetivo, executado às segundas, quartas e sextas-feiras. Cada dia de treino é classificado como intenso, médio ou leve. A segunda-feira geralmente é considerada um dia intenso, pois pressupõe-se que você descansou bastante no final de semana a fim de se preparar para o treino pesado da segunda-feira. Durante esse dia, você realiza os exercícios prescritos levantando as mais pesadas cargas com o maior volume total de repetições.

Quarta-feira é o dia de exercício leve. Você pode executar os mesmos exercícios da segunda-feira ou incluir alguns diferentes. O peso para cada série e o volume total de trabalho (repetições) é reduzido de 20 a 30% em relação ao treino da segunda-feira.

Sexta-feira é o dia de treino médio e inclui todos os exercícios executados durante o treino pesado de segunda-feira. No entanto, esse treino médio reduz 15 a 20% do peso de cada série e do volume total (repetições), dependendo do desempenho no exercício.

A variabilidade é o segredo. Você deve trabalhar duro para que os benefícios físicos desejados se tornem realidade durante o treino. No entanto, você deve se recuperar do dia intenso a fim de se preparar para o treino pesado da semana seguinte. A capacidade de se recuperar de uma sessão de exercícios estressantes também é o motivo pelo qual um arremessador de beisebol tem um total de arremessos, além de descansar cerca de quatro dias entre o início dos dias de jogos. O arremessador deve permitir que o seu corpo se recupere totalmente para que ele possa arremessar da maneira ideal em sua próxima apresentação.

Segunda-feira é o dia intenso e você levanta carga pesada, um estímulo ideal para aumento de força e potência. O treino leve que ocorre a seguir, na quarta-feira, possibilita que você se recupere do treino pesado da segunda-feira. O treino médio da sexta-feira preserva os ganhos obtidos durante o treino pesado da segunda-feira, mas não sobrecarrega o corpo a fim de garantir que a segunda-feira seguinte seja outro dia de treino pesado bem-sucedido. Os treinamentos de segunda-quarta-sexta são programados com a seguinte filosofia:

- Segunda-feira: o dia de treino intenso proporciona excelentes ganhos em qualidades físicas.
- Quarta-feira: o dia de treino leve lhe permite recuperar-se do treino pesado da segunda-feira.
- Sexta-feira: o dia de treino médio conserva os ganhos em qualidade física obtidos no dia de treino intenso sem causar fadiga excessiva ao preparar-se para o próximo dia de treino pesado.

Por exemplo, o agachamento com barra (Fig. 10.1) pode ser programado da seguinte maneira:

- Segunda-feira: a maior carga para o agachamento com barra é 300 libras (136 kg). O total de repetições para todas as séries é 35.
- Quarta-feira: a maior carga levantada é 225 libras (102 kg – 25% de redução na carga de segunda-feira). O total de repetições realizadas soma 25 (25% de redução nas repetições de segunda-feira).
- Sexta-feira: a maior carga levantada é 255 libras (115 kg – 15% de redução na carga de segunda-feira). O total de repetições realizadas soma 30 (15% de redução nas repetições de segunda-feira).

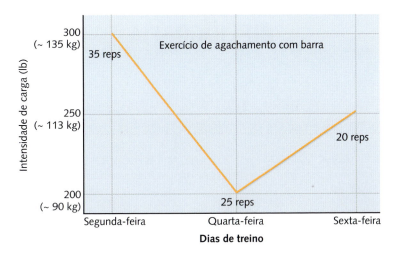

Figura 10.1 Semana de treinamento utilizando o agachamento com barra como exemplo.

Primeiro a força, depois a potência

Os exercícios de força e potência podem ser realizados simultaneamente na mesma sessão de treinamento; no entanto, deve-se aprimorar apenas uma qualidade física durante esse período. Por exemplo, um atleta que está treinando para uma maratona não pode realizar um treino concomitante para uma competição de levantamento de peso. O maratonista pode treinar com pesos para melhorar o desempenho na corrida, mas a ênfase do treinamento de maratona é a distância acumulada em um período, não levantar pesos.

O mesmo pode ser dito a respeito de força e potência. A força é a base para a potência. Você precisa desenvolver de maneira adequada a força para que seja gerada em níveis ideais, antes de tentar produzi-la em alta velocidade. Se você não está suficientemente forte para gerar níveis ideais de força, como pode aplicar esses níveis ausentes de força em alta velocidade? Movimentos em alta velocidade também são estressantes para o corpo. Um substrato de força aumentará o rendimento e a integridade de tecidos moles adjacentes, estruturas ligamentares e articulares, contribuindo para a prevenção de lesões.

Se você se dispõe a participar de um programa de treinamento, as primeiras quatro semanas de treinamento com pesos deverão aumentar a força, o que também causará hipertrofia muscular. Nesse momento, você também pode incluir exercícios de potência como os levantamentos olímpicos, mas a tônica incide sobre o aspecto técnico da execução correta desses exercícios de alta velocidade. Apesar de continuarem os exercícios de força após o término das primeiras quatro semanas de treinamento, a ênfase é transferida para os exercícios de potência durante o próximo período de quatro semanas de treinamento.

A elaboração de ótimos programas, como em qualquer outra especialidade, é determinada pela repetição. As orientações presentes neste capítulo o ajudarão a desenvolver programas de treinamento eficientes.

BIBLIOGRAFIA

Chaouachi, A., M. Brughelli, K. Chamari, G.T. Levin, N. Ben Abdelkrim, L. Lauren-celle, and C. Castagna. 2009. Lower limb maximal dynamic strength and agility determinants in elite basketball players. *Journal of Strength and Conditioning Research*, 23(5): 1570-1577.

Chen, S.K., P.T. Simonian, T.L. Wickiewicz, J.C. Otis, and R.F. Warren. 1999. Ra-diographic evaluation of glenohumeral kinematics: A muscle fatigue model. *Journal of Shoulder and Elbow Surgery*, 8(1): 49-52.

Duncan, R.L., and C.H. Turner. 1995. Mechanotransduction and the functional response of bone to mechanical strain. *Calcified Tissue International*, 57(5): 344-358.

Inman, V.T., J.B. Saunders, and L.C. Abbott. 1944. Observations of the function of the shoulder joint. *Journal of Bone and Joint Surgery*, 26: 1.

Javorek, I. 2013. *Complex conditioning* (2nd ed).

Moseley Jr., J.B., F.W. Jobe, M. Pink, J. Perry, and J. Tibone. 1992. EMG analysis of the scapular muscles during a shoulder rehabilitation program. *American Journal of Sports Medicine*, 20(2): 128-134.

Myer, G.D., D.A. Chu, J.L. Brent, and T.E. Hewett. 2008. Trunk and hip control neuromuscular training for the prevention of knee joint injury. *Clinical Sports Medicine*, 27: 425-448.

Myer, G.D., K.R. Ford, and T.E. Hewett. 2004. Rationale and clinical techniques for anterior cruciate ligament injury prevention among female athletes. *Journal of Athletic Training*, 39(4): 352-364.

Myer, G.D., K.R. Ford, and T.E. Hewett. 2008. Tuck jump assessment for reducing anterior cruciate ligament injury risk. *Athletic Therapy Today*, 13(5): 39-44.

Prodromos, C.C., Y. Han, J. Rogowski, B. Joyce, and K. Shi. 2007. A meta-analysis of the incidence of anterior cruciate ligament tears as a function of gender, sport, and a knee injury-reduction regimen. *Arthroscopy*, 23(12): 1320-1325.

Reeves, N., C. Maganaris, G. Ferretti, and M. Narici. 2005. Influence of 90-day simulated microgravity on human tendon mechanical properties and the effect of resistive countermeasures. *Journal of Applied Physiology*, 98(6): 2278-2286.

Selye, H. 1956. *The Stress of Life*. New York: McGraw-Hill.

Turner, A.N., and I. Jeffreys. 2010. The stretch-shortening cycle: Proposed mech-anisms and methods for enhancement. *Strength and Conditioning Journal*, 32(4): 87-99.

Warner, J.J., L.J. Micheli, L.E. Arslanian, J. Kennedy, and R. Kennedy. 1992. Scapu-lothoracic motion in normal shoulders and shoulders with glenohumeral insta-bility and impingement syndrome. A study using Moiré topographic analysis. *Clinical Orthopaedics and Related Research*, 285: 191-199.

Yin, N.H., W.S. Chen, Y.T. Wu, T.T. Shih, C. Rolf, and H.K. Wang. 2014. Increased patellar tendon microcirculation and reduction of tendon stiffness following knee extension eccentric exercises. *Journal of Orthopaedic and Sports Physi-cal Therapy*, 44(4): 304-312.

ÍNDICE DE EXERCÍCIOS

MEMBROS INFERIORES: ONDE O JOGO COMEÇA

Agachamento com barra 10
Agachamento com barra pela frente..12
Levantamento terra...14
Levantamento terra romeno (LTR)..16
Impulso de quadris 18
Avanço invertido 20
Descida do *step* invertida 22
Caminhada para trás com faixa elástica 24
Caminhada lateral com faixa elástica 26
Flexão plantar em pé..28

REGIÃO LOMBAR E *CORE*: O CENTRO DE ESTABILIDADE

Banana 34
Variação: rock'n'roll..35
Passe com bola a partir da posição supina 36
Variação: passe com bola medicinal 37
Extensão lombar..38
Variação: extensão lombar com carga..39
Variação: extensão lombar sem aparelho 39
Perdigueiro...40
Variação: perdigueiro com carga 41
Press antirrotacional (Pallof) com cabo horizontal...42
Variação: *press* antirrotacional com extensor elástico 43
Rotação de tronco em mina terrestre..44
Variação: mina terrestre de joelhos 45
Prancha lateral 46
Variação: prancha lateral modificada 47
Press antirrotacional com cabo acima da cabeça...48

FORÇA E POTÊNCIA NA PARTE SUPERIOR DO CORPO: EXERCÍCIOS DE TRAÇÃO

Tração na barra fixa..54
Variação: tração na barra fixa com auxílio de faixa elástica 55
Variação: diferentes posições das mãos...55
Remada invertida 56
Variação: posição tampo de mesa..57

Variação: fitas de suspensão ou TRX 57
Puxada pela frente 58
Variação: puxada pela frente com pegada fechada 59
Variação: puxada pela frente com pegada invertida 59
Remada unilateral com halter 60
Variação: remada unilateral com faixa elástica 61
Remada sentada 62
Variação: remada com faixa elástica 63
Remada inclinada com barra 64
Variação: variação de pegada 65
Variação: remada inclinada com halteres 65
Puxada vertical com *kettlebell* 66
Variação: puxada vertical com barra 67
Remada no solo com halteres 68

FORÇA E POTÊNCIA NA PARTE SUPERIOR DO CORPO: EXERCÍCIOS DE EMPUXO

Flexão no solo 74
Variação: flexão no solo com apoio nos joelhos 75
Variação: flexão no solo com apoio em plataforma 75
Supino reto com barra 76
Variação: supino reto com halteres 77
Desenvolvimento em pé 78
Variação: desenvolvimento sentado com halteres 79
Supino unilateral com faixa elástica (em pé) 80
Supino inclinado com barra 82
Variação: supino inclinado com halteres 83
Supino unilateral em mina terrestre 84
Variação: supino em mina terrestre 85
Variação: supino em mina terrestre em posição escalonada 85
Supino reto com pegada estreita 86

TREINAMENTO EXPLOSIVO COM PESOS PARA JOGAR ACIMA DA CESTA

Kettlebell swing 92
Puxada alta de arranco com a barra suspensa 94
Puxada alta de arremesso com a barra suspensa 96
Arranco com a barra suspensa 98
Variação: arranco da caixa 99
Arranco do solo 100
Metida ao peito com a barra suspensa 102
Variação: metida ao peito da caixa 103
Variação: metida ao peito do solo 103

ÍNDICE DE EXERCÍCIOS

EXERCÍCIOS PLIOMÉTRICOS PARA UM PRIMEIRO PASSO MAIS RÁPIDO E REAÇÃO NO JOGO

Salto grupado 108
Salto de obstáculos com apoio unipodal 110
Variação: salto de obstáculos com apoio bipedal 111
Salto em profundidade ao arremesso com salto 112
Variação: salto em profundidade de caixa baixa ao arremesso com salto 113
Salto com caixas em série 114
Variação: salto longo 115
Salto de patinador 116
Salto com afundo à corrida 118
Giro de pivô ao passe de peito com bola medicinal 120
Arremesso de bola medicinal contra o solo ao salto vertical 122
Flexão no solo com bola medicinal 124

REABILITAÇÃO PARA RETORNAR AO JOGO EM CONDIÇÕES IDEAIS

Posição unipodal 130
Prancha de estabilidade 131
Movimentação de bola suíça em posição sentada 132
Hopping 134
Chute contralateral 136
Movimento do tornozelo contrarresistência 137
Flexão plantar em pé 138
Caminhada lateral com faixa elástica 139
Caminhada no colchonete 141
Posição unipodal em superfície instável 142
Variação: posição unipodal 143
Variação: posição unipodal com golpes laterais 143
Leg press excêntrico 144
Agachamento com o peso do corpo 145
Descida da caixa 146
Salto à caixa 147
Alongamento da parte posterior da cápsula 151
Alongamento do latíssimo do dorso 152
Alongamento dos peitorais 153
Alongamento em decúbito lateral 154
Mobilidade da parte torácica da coluna vertebral 155
YTW 156
Rotação lateral do braço em decúbito lateral 158
Cheerleader 159
Desenvolvimento 160
Arremesso de bola medicinal acima da cabeça 161

PREVENÇÃO DE LESÕES PARA EVITAR A RESERVA

Agachamento com faixa elástica 166
Deslocamento defensivo com faixa elástica 167
Concha lateral 168
Flexão de joelhos com bola suíça 170
Flexão russa 171
Agachamento unipodal sobre caixa 173
Agachamento búlgaro 174
Abdominal supra e infra sobre meia-bola Bosu® 176
Flexão lateral sobre bola suíça 177
Alongamento da parte posterior da cápsula em decúbito lateral
    (alongamento *sleeper*) 180
Alongamento dos peitorais 181
Elevação no plano escapular 182
Flexão no solo com protração escapular 183
Desenvolvimento pela frente 184
Remada sentada 185
Abdução horizontal 186